Gesundheit fördern statt Krankheit pflegen!

Der andere Weg aus dem Pflegenotstand

Klaus Reder

Gesundheit fördern
statt
Krankheit pflegen!
Der andere Weg aus dem Pflegenotstand

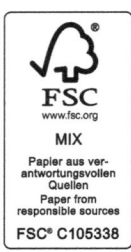

Impressum:

Bibliographische Information der Deutschen Nationalbibliothek:
Die Deutsche Nationalbibliothek verzeichnet diese Publikation in der deutschen Nationalbibliografie; **detaillierte bibliographische Daten sind im Internet über <u>http://dnb.dnb.de</u> abrufbar.**

© **2023 Klaus Reder**

Umschlaggestaltung, Herstellung und Verlag:
BoD – Books on Demand, Norderstedt
Printed in Germany

ISBN 978-3-75785-321-1

Anmerkung des Autors!

Dieses Buch dient der Information über Möglichkeiten, das Risiko einer Pflegebedürftigkeit zu verringern. Die Anwendung der empfohlenen Maßnahmen geschieht in eigener Verantwortung. Der Autor beabsichtigt nicht, Diagnosen zu stellen und Therapieempfehlungen zu geben. Die Informationen in diesem Buch sind nicht als Ersatz für professionelle medizinische Behandlung bei gesundheitlichen Beschwerden zu verstehen.

Inhalt:

„Von allen sich selbsterfüllenden Prophezeiungen unserer Kultur ist die Annahme, dass Altern Abbau und schlechte Gesundheit bedeutet, wahrscheinlich die tödlichste".

(Merilyn Ferguson)

Vorwort von PD. Dr. med. Michael Nehls, Autor von u.a. "Das erschöpfte Gehirn" und "Herdengesundheit"

Nicht erst seit der Corona-Pandemie wissen wir um den Notstand in der Pflege kranker Menschen. Seit Jahrzehnten diskutiert die Politik über das Problem, doch alle Versuche, es zu lösen, sind gescheitert. Im Gegenteil: Trotz Pflegereform und Beitragserhöhungen in der gesetzlichen Pflegeversicherung ist der Pflegenotstand heute größer denn je. Die Pflege steht vor dem Kollaps.

Klaus Reder beschreibt in seinem Buch einen Lösungsansatz, der bisher weder in der Politik noch in Talkshows diskutiert wurde. Es geht nicht darum, die Zahl der Pflegekräfte zu erhöhen, sondern die Zahl der Pflegebedürftigen zu verringern.

Der größte Risikofaktor für Pflegebedürftigkeit ist nicht das Alter der Menschen, sondern ihr zunehmend ungesunder Lebensstil. Falsche Ernährung und Bewegungsmangel sind laut WHO die Hauptursachen für die sogenannten Zivilisationskrankheiten und die damit verbundene zunehmende Pflegebedürftigkeit von immer mehr Menschen in immer jüngerem Alter. Dieses Grundproblem einer zunehmend kränkeren Gesellschaft werden wir nicht mit mehr Pflegepersonal lösen. Die einzige Möglichkeit, die eigentlichen Ursachen des Pflegenotstands nachhaltig zu beheben, besteht darin, den Gesundheitszustand der Bevölkerung durch eine Änderung des Lebensstils zu verbessern und damit die Zahl der Pflegebedürftigen deutlich zu reduzieren. Dies würde zugleich das Gesundheitssystem entlasten.

Da aber die Profiteure dieser fatalen Entwicklung wie Pharma und Krankenkassen kein Interesse an einer

Verbesserung des Gesundheitszustandes der Bevölkerung haben und der Einfluss der "Gesundheitsindustrie" auf die Politik immer größer wird, werden diese Möglichkeiten gar nicht erst diskutiert. Es liegt also an jedem Einzelnen, endlich die Verantwortung für seine Gesundheit selbst zu übernehmen.

Durch die Umsetzung der in diesem Buch verständlich beschriebenen Optionen verbessern Sie Ihren Gesundheitszustand und Ihre Lebensqualität und das Risiko der Pflegebedürftigkeit wird drastisch reduziert.

PD. Dr. med. Michael Nehls

Pflegenotstand in Deutschland

Wahrscheinlich alle Menschen wünschen sich, bis ins hohe Alter geistig und körperlich gesund zu bleiben. Für viele geht dieser Wunsch leider nicht in Erfüllung. Falls man auf Grund von Krankheit oder körperlichen Beschwerden auf Hilfe angewiesen ist, wünscht man sich zumindest, bestmöglich versorgt zu werden. Leider geht auch dieser Wunsch für immer weniger Menschen in Erfüllung.

Seit Jahren herrscht in Deutschland ein Pflegenotstand. Die Zahl der Pflegebedürftigen Menschen hat sich in den letzten 20 Jahren mehr als verdoppelt. Besonders angespannt ist die Situation in der Altenpflege. Laut einer Berechnung der Uni Bremen und Prognosen des Instituts der deutschen Wirtschaft fehlen allein hier über 150.000 Fachkräfte. Ein großer Teil des Pflegepersonals in Deutschland ist über 50 Jahre alt und wird in den nächsten Jahren in Rente gehen. Dadurch wird sich die Lage nochmal verschlechtern. Prof. Dr. Heinz Rothgang Sozialökonom und Pflegeforscher an der Universität Bremen sagt: *„Der Personalbedarf in der Altenpflege ist riesig – wir können uns das gar nicht vorstellen."*

Laut verschiedener Prognosen rechnet man bis 2030 mit einem Mehrbedarf von etwa 300.000 Pflegekräften. Besonders im ambulanten Bereich der Altenpflege können viele Pflegedienste keine neuen Patienten mehr aufnehmen und sind manchmal sogar gezwungen, bestehende Verträge wieder zu kündigen. Auch Alten- und Pflegeheime müssen wegen Personalmangel immer öfter neue Patienten ablehnen. In der ambulanten Pflege gaben 89 Prozent der Dienste an, in den vergangenen sechs Monaten Anfragen von Pflegebedürftigen abgelehnt zu haben. Hauptgrund auch hier: fehlendes Pflegepersonal. Entweder waren Stellen nicht besetzt oder viele Kräfte waren krank. Dadurch ist die Versorgung mit Pflegeleistungen in einigen Regionen bereits gefährdet. Diese Situation wirkt sich auch auf das Pflegepersonal aus. Arbeiten unter Zeitdruck und Überstunden sind an der Tagesordnung. Im Vergleich zu anderen Ländern ist die Situation in Deutschland besonders dramatisch.

Patienten pro Pflegefachkraft:

Deutschland	13
Spanien	12,6
Belgien	10,7
Großbritannien	8,6
Schweiz	7,9
Schweden	7,7
Niederlande	6,9
USA	5,3

(Quelle: https://de.statista.com/infografik/16676/patientenzahl-pro-pflegekraft-im-internationalen-vergleich/)

Dazu kommt noch Schichtdienst und Wochenendarbeit. In einer repräsentativen Befragung von Pflegebeschäftigten gaben 74 Prozent an, dass sie nicht glauben, unter den derzeitigen Arbeitsbedingungen, ihre Tätigkeit bis zum gesetzlichen Rentenalter ohne Einschränkungen ausüben zu können.

Dass unter diesen Bedingungen die Pflegequalität leidet, liegt auf der Hand. Besonders in Pflegeberufen ist ein hohes Maß an Konzentration und Einfühlungsvermögen gefragt. Diese Fähigkeiten können unter Überstunden und Zeitdruck aber kaum aufrecht erhalten werden. Doch nicht nur die Patienten leiden unter den schwierigen Arbeitsbedingungen in der Pflege. Wer beruflich pflegt hat ein erhöhtes Risiko, sowohl psychisch, als auch körperlich zu erkranken. Dass dies direkt mit den Arbeitsbedingungen zusammenhängt, bestätigt auch das Bundesarbeitsministerium.

Für viele Berufseinsteiger ist die Pflege inzwischen unattraktiv geworden. Gerade diese jungen Menschen werden jedoch dringend benötigt, um alle Einrichtungen mit ausreichend Personal zu besetzen. Schwierige Arbeitsbedingungen, Überstunden und geringe Bezahlung sorgen dafür, dass nach 10 Jahren nur noch einer von drei Pflegekräften im erlernten Beruf arbeitet. Auch die Abbruchquoten unter den Auszubildenden in der Pflege liegen mit ca. 30 Prozent deutlich über denen anderer Berufsgruppen.

Personalmangel und permanente Überlastung führt dazu, dass immer mehr Pflegekräfte über gesundheitliche Beschwerden klagen. Ein Bericht der Techniker Krankenkasse von 2019 zeigt, dass Pflegekräfte durchschnittlich 23 Tage im Jahr krankgeschrieben sind. Dieser Wert liegt 8 Tage über dem Durchschnitt und zeigt, dass sich die hohen Belastungen direkt auf die Gesundheit der Pflegekräfte auswirken.

Lösungsversuche der Politik

Die Politik diskutiert schon lange über Möglichkeiten den bestehenden Pflegenotstand zu beheben.

Um einen Pflegenotstand zu vermeiden, wird über eine Reform der Pflegeversicherung, über höhere Beiträge oder über eine private Absicherung diskutiert.

Trotz Pflegereformen und Gesetzesänderungen, trotz Erhöhung des Beitrages zur gesetzlichen Pflegeversicherung wurden die Probleme im Pflegebereich in den letzten Jahren aber eher mehr als weniger. In den Krankenhäusern wurden Anfang der

2000er Jahre sogar über 30.000 Pflegestellen abgebaut, um beim größten Kostenfaktor, dem Personal, zu sparen.

Symptom und Ursache

Symptome:	Ursache:
zu wenig Pflegepersonal	ständig wachsende Zahl
überlastetes Pflegepersonal	der Pflegebedürftigen
zu wenig Pflegeplätze	
zu hohe Kosten	

Wie fast überall in der Politik und der Medizin wird auch beim Pflegenotstand nur das Symptom bekämpft, aber nichts an der Ursache verändert. Die Politik versucht zwar alles, um die Pflege der ständig wachsenden Zahl der Pflegebedürftigen zu finanzieren, aber sie unternimmt nichts, um diese Zahl zu reduzieren.

Bei den ganzen Diskussionen über den Pflegenotstand dreht sich alles nur darum, welche Kosten kommen auf uns zu und wie kann man das Ganze finanzieren. Sowohl im Bundestag wie auch in Talkshows wird nur darüber diskutiert, wie man Pflegeberufe attraktiver machen kann und wie mehr Pflegeplätze geschaffen werden können.

Obwohl sich die Zahl der Beschäftigten in den Pflegeeinrichtungen seit 1999 mehr als verdoppelt hat, stehen wir immer noch vor dem gleichen Problem, da sich auch die Zahl der Pflegebedürftigen im gleichen Zeitraum mehr als verdoppelt hat.

Beschäftigte in Pflegeeinrichtungen:
1999   624.722
2021   1.256.902
(Quelle: Statistisches Bundesamt, Pflegestatistik)

16

Man versucht die Symptome zu lindern, ändert aber nichts an der Ursache. Aufgabe der Politik und des Gesundheitsministers sollte jedoch sein, alles daran zu setzen den Gesundheitszustand der Bevölkerung zu verbessern und dadurch das Gesundheitswesen und den Pflegebereich zu entlasten.

Anstatt zu überlegen, wie man die Pflege von fünf Millionen Pflegebedürftigen finanziert, sollte man sich doch besser fragen, warum nimmt die Zahl der pflegebedürftigen Menschen ständig zu, was sind die Ursachen und wie könnte man heute schon gegensteuern, damit das Ganze keine so dramatischen Ausmaße annimmt.

Wäre es nicht sinnvoller, Geld dafür auszugeben, den Gesundheitszustand der Menschen zu verbessern und dadurch langfristig die Zahl der pflegebedürftigen Menschen zu reduzieren, anstatt immer mehr Geld für die Pflege aufbringen zu müssen?

Unser Gesundheitssystem ist eigentlich ein Krankheitssystem, da es hauptsächlich darum geht, Krankheiten zu behandeln statt Gesundheit zu fördern.

Wahrscheinlich wird sich das erst ändern, wenn man mit Gesundheit mehr Geld verdienen kann als mit Krankheit.

Frühere Ärzte wie Hippokrates waren Heiler, ihr Ziel war es, die Menschen zu heilen.

In der heutigen Medizin geht es schon lange nicht mehr um Heilung, es geht hauptsächlich nur noch um Reparatur. So versucht man, alle Beschwerden so gut es geht zu reparieren, bis man nichts mehr reparieren kann und der Patient pflegebedürftig ist.

	Pflege-bedürftige Mio.	Prozent der Bevöl-kerung	Einwohnerzahl Deutschland Mio.	Durchschnittl. Lebens-erwartung Männer	Durchschnittl. Lebens-erwartung Frauen	Gesundheits-ausgaben pro Einwohner und Jahr
1999	2,02	2,45	82,20	75,0 J.	81,0 J.	2557 €
2009	2,34	2,86	81,78	77,5 J.	82,6 J.	3492 €
2019	4,13	4,96	83,16	78,6 J.	83,4 J.	4988 €
2021	4,96	5,97	83,20	78,5 J.	83,4 J	5699 €
2050	6,90					

Tabelle 1

Die Ursache für die steigende Zahl der Pflegebedürftigen liegt, laut Politik und Medizin, im demografischen Wandel und der steigenden Lebenserwartung. Von 1999 bis 2009 hat sich die durchschnittliche Lebenserwartung in Deutschland bei Männern um 2,5 Jahre und bei Frauen um1,6 Jahre erhöht. Die Zahl der Pflegebedürftigen stieg im gleichen Zeitraum um 320.000 Personen. Von 2009 bis 2019 stieg die durchschnittliche Lebenserwartung bei Männern nur noch um 1,1 Jahre und bei Frauen um 0,8 Jahre. Obwohl sich der Anstieg der Lebenserwartung verringerte, hat sich die Anzahl der Pflegebedürftigen in diesem Zeitraum um 1,79 Millionen Personen erhöht. Seit 2016 ist die durchschnittliche Lebenserwartung in Deutschland nicht mehr gestiegen. Bei Männern ist sie seit 2019 sogar leicht rückläufig. Trotzdem ist die Zahl der Pflegebedürftigen Menschen von 2019 bis 2021 um 830.000 gestiegen.

Ein Sondereffekt liegt seit 2017 mit der Einführung des neuen weiter gefassten Pflegebedürftigkeitsbegriffs vor. Dies führte zu einem überdurchschnittlichen Anstieg der Zahl der Pflegebedürftigen. Zudem ist ein Teil des Anstiegs 2021 (etwa 160 000 Pflegebedürftige) auf

18

die Behebung einer vorherigen Untererfassung im Pflegegrad 1 zurückzuführen.

(Quelle: https://www.destatis.de/DE/Themen/Querschnitt/Demografischer-Wandel/Hintergruende-Auswirkungen/demografie-pflege.html

Von 1999 bis 2021 haben sich die jährlichen Gesundheitsausgaben pro Einwohner in Deutschland mehr als verdoppelt. Trotz der stark gestiegenen Ausgaben hat sich auch die Zahl der Pflegebedürftigen in diesem Zeitraum mehr als verdoppelt. Anscheinend führen höhere Gesundheitsausgaben nicht automatisch zu einem besseren Gesundheitszustand der Menschen.

Mit ziemlicher Sicherheit wird die durchschnittliche Lebenserwartung in Deutschland in den nächsten Jahren nicht weiter ansteigen, wahrscheinlich wird sie sogar sinken. Trotzdem soll sich die Zahl der Pflegebedürftigen, laut verschiedener Prognosen, bis 2050 auf etwa 6,8 Millionen erhöhen.

Wenn die steigende Lebenserwartung der Grund für die wachsende Zahl der Pflegebedürftigen ist, dann dürfte bei einer stagnierenden oder sogar sinkenden Lebenserwartung die Zahl der Pflegebedürftigen ja nicht weiter steigen. Vielleicht gibt es doch noch andere Ursachen, die in die Pflegebedürftigkeit führen.

Warum ist die Zahl der pflegebedürftigen Menschen 1999 noch nicht so stark gestiegen wie 20 Jahre später, obwohl die Einwohnerzahl fast gleich war und die durchschnittliche Lebenserwartung sich damals noch jedes Jahr erhöhte?

Das Alter, in dem Menschen pflegebedürftig werden, liegt bei etwa 75 Jahren und darüber. Wer im Jahr 1999 75 Jahre alt war, wurde 1924 geboren. Das heißt, diese Menschen hatten als Kinder und Jugendliche noch wesentlich mehr Bewegung als spätere Generationen. Auch war ihre Ernährung noch viel natürlicher, es gab noch kein Fastfood und kaum industriell verarbeitete Nahrungsmittel. Diese Menschen hatten den 2. Weltkrieg erlebt und die Notzeiten danach. Wahrscheinlich hatte kaum jemand von ihnen zu dieser Zeit Übergewicht. Ein Auto war ein Luxus, den sich nur wenige leisten konnten. 1955 waren in Deutschland 1.747.555 PKW zugelassen, 1965 waren es 9.267.423 und 1975 waren es schon 17.898.422 Autos. Am 4. Dezember 1971 wurde die erste McDonald´s Filiale in Deutschland (München) eröffnet und es gab immer mehr Supermärkte mit immer mehr industriell verarbeiteten Nahrungsmitteln. Man kann also davon ausgehen, dass die Menschen die 1924 geboren wurden bis zu einem Alter von ca. Mitte 40 kaum Übergewicht hatten, da sie sich zwangsläufig mehr bewegten und gesünder ernährten. Erst dann konnten sie sich mehr und mehr einen bequemeren und dadurch auch ungesünderen Lebensstil leisten. Die Personen, die 2021 75 Jahre alt waren, wurden 1946 geboren und konnten sich diese ungesündere Lebensweise, mit weniger Bewegung und mehr Risikofaktoren, schon ab einem Alter von ca. Mitte 20 leisten. Sie lebten also 20 Jahre länger mit verschiedenen Risikofaktoren, wodurch sich die Wahrscheinlichkeit im Alter pflegebedürftig zu werden, stark erhöhte. Je länger wir bewegungsarm und unnatürlich leben und uns falsch ernähren, umso höher ist das Risiko im Alter pflegebedürftig zu werden. Das zeigt, dass die Lebensweise und die Ernährung einen großen Einfluss darauf haben, ob jemand pflegebedürftig wird oder nicht. Wenn wir sehen, mit wie wenig Bewegung und welcher Ernährung die heutigen Kinder aufwachsen, dann brauchen wir uns nicht wundern, wenn die Zahl der Pflegebedürftigen in Zukunft immer noch schneller wächst.

Man könnte sagen, wenn es unser Ziel wäre in Zukunft möglichst viele pflegebedürftige Menschen zu haben, dann machen wir alles richtig.

Das Märchen von der steigenden Lebenserwartung

Der starke Anstieg der pflegebedürftigen Menschen wird überwiegend auf die höhere Lebenserwartung zurückgeführt. Die Schulmedizin rühmt sich damit, dass durch den medizinischen Fortschritt die Lebenserwartung in den letzten 140 Jahren von knapp 40 Jahren auf etwa 80 Jahre angestiegen ist.

Vor kurzem habe ich in einer Zeitung ein Foto aus dem Jahr 1840 gesehen. Es ist weltweit das einzige Foto, auf dem Mozarts Frau Constanze zu sehen ist. Außerdem sind auf dem Foto der Kapellorganist Max Keller, der an diesem Tag seinen siebzigsten Geburtstag feierte, sowie zwei weitere Personen, die etwa das selbe Alter haben dürften. Im Text stand, dass Mozarts Witwe von 1762 bis 1842 gelebt hat.

Es war also nicht so, dass die Menschen früher nicht älter als 40 Jahre wurden, es gab immer schon welche, die 80, 90 oder sogar über 100 Jahre alt wurden.

Hier einige Beispiele bekannter Persönlichkeiten, die früher schon 80 Jahre oder älter wurden:

Hippokrates (griech. Arzt)	460 – 370 v. Chr.	90 Jahre
Platon (griech. Philosoph)	427 – 347 v. Chr.	80 Jahre
Isaac Newton	1643 – 1727	84 Jahre
Johann Wolfgang v. Goethe	1749 – 1832	83 Jahre
Constanze Mozart	1762 – 1842	80 Jahre
Max Keller (Organist)	1770 – 1855	85 Jahre
Max Plank (Physiker)	1858 – 1947	89 Jahre

Wie können diese Personen, teilweise vor mehreren hundert Jahren oder sogar vor Christi Geburt, 80 Jahre alt werden, wenn die Lebenserwartung vor 140 Jahren bei 40 Jahren lag? Das wäre etwa so, als wenn bei der heutigen Lebenserwartung von 80 Jahren jemand 160 Jahre alt würde. Der Grund liegt darin, dass es sich immer um die **durchschnittliche Lebenserwartung** handelt. Der Hauptgrund für den Anstieg der durchschnittlichen Lebenserwartung liegt in erster Linie im Rückgang der Kindersterblichkeit. Heute sterben in Deutschland von 1000 Neugeborenen 4 vor 50 Jahren waren es noch 25 und vor 150 Jahren waren es fast 250 Kinder. (Abbildung 1)

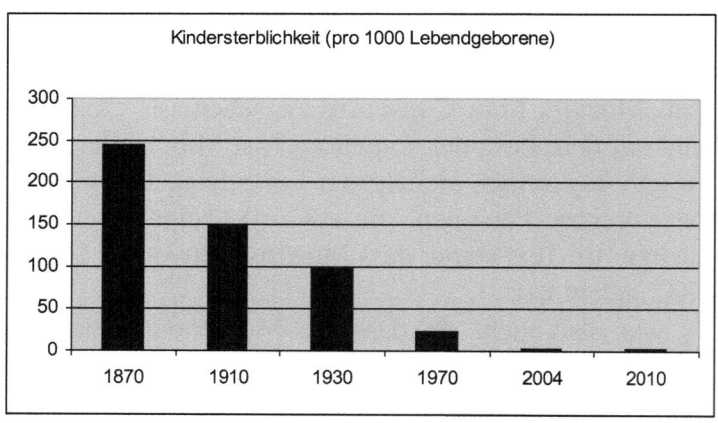

(Abbildung 1 Quelle: www.de.wikipedia.org/wiki/kindersterblichkeit)

Ein weiterer Grund für den Anstieg der durchschnittlichen Lebenserwartung sind die wesentlich verbesserten Hygieneverhältnisse, die ebenfalls stark zum Rückgang der Säuglingssterblichkeit beigetragen haben. Außerdem können heute schwerkranke Menschen, die früher längst gestorben wären, mit medizinischen Geräten am Leben gehalten werden. Das sind die Hauptgründe für den Anstieg der durchschnittlichen Lebenserwartung, keinesfalls aber ein besserer Gesundheitszustand.

Von den Gesundheitsbedingungen haben wir uns mit Sicherheit sogar verschlechtert. Vor 140 Jahren war Umweltverschmutzung noch kein Thema, die Ernährung war noch wesentlich natürlicher und man hatte zwangsläufig genügend Bewegung.

Vor einhundert Jahren waren die Menschen in den westlichen Ländern nur etwa ein Prozent ihrer Lebenszeit krank, in der heutigen Zeit sind es durchschnittlich mehr als 10 Prozent. Warum steigen die Beiträge der Krankenversicherungen bei gleichzeitiger Kürzung der Leistungen, wenn wir doch angeblich alle gesünder sind als früher?

Sicher hat die Medizin in den letzten Jahren riesige Fortschritte gemacht, aber gibt es jetzt weniger Kranke als vor 100 Jahren? Es wurden Krankheiten, die früher tödlich waren, besiegt, aber es sind neue Krankheitsbilder entstanden. Kreislauferkrankungen, Krebs oder Diabetes sind weiter auf dem Vormarsch.

Der Anteil der Krebskrankheit stieg in den letzten 30 Jahren bei den Männern von 15 auf 23 Prozent und bei Frauen von 17 auf 25 Prozent; Tendenz weiter steigend. (Quelle: https://www.spiegel.de/politik/krebs-ein-leichenberg-weil-nichts-geschieht-a-105d7343-0002-0001-0000-000013509848)

Der deutsche Gesundheitsminister Karl Lauterbach rechnet heute schon mit einer drastischen Zunahme von Krebspatienten bis zum Jahr 2035.

Der SPD-Politiker sagte bei der Konferenz "Europe 2023", dass in Europa bis 2035 mit einer Zunahme der an Krebs erkrankten Menschen um 25 Prozent zu rechnen sei.

1950 war Krebs bei Kindern eine absolute Ausnahme. Heute ist Krebs bei Kindern die zweithäufigste Todesursache in den Industrieländern (nach Unfällen).

Die Medizin versuchte uns in den letzten Jahrzehnten einzureden, dass man alles reparieren kann und in blindem Vertrauen auf unsere Ärzte haben wir verlernt auf unseren Körper zu hören. Es wird uns immer noch gesagt, dass sich die durchschnittliche Lebenserwartung noch weiter erhöhen wird. Schließlich ist das ja auch ein Grund für die Anhebung des Renteneintrittsalters. Ist eine Steigerung der durchschnittlichen Lebenserwartung aber überhaupt noch möglich? Die Kindersterblichkeit kann kaum noch um soviel verringert werden, dass es sich nennenswert auf die durchschnittliche Lebenserwartung auswirken wird. Auch die hygienischen Verhältnisse haben in den westlichen Ländern einen so hohen Standard erreicht, dass auch hier kaum noch eine Verbesserung möglich ist. Folglich ist eine Erhöhung der durchschnittlichen Lebenserwartung nur über einen besseren Gesundheitszustand der Menschen zu erreichen. Wie sieht es aber mit diesem aus? Laut einer Presseinformation der deutschen Gesellschaft für Ernährung sind in Deutschland 67 Prozent der Männer und 53 Prozent der Frauen übergewichtig, wobei 23 Prozent der Männer und 24 Prozent der Frauen adipös, also stark übergewichtig sind (BMI über 30).

Dr. med. Mathias Blüher, Oberarzt der medizinischen Klinik und Poliklinik III am Universitätsklinikum Leipzig sagt:
„Adipositas wird dazu führen, dass erstmals seit 50 Jahren die Lebenserwartung sinkt".

Pro 15 Kilo Übergewicht steigt das Risiko, früher zu sterben um 30 Prozent. Ab einem BMI von 30 reduziert sich die durchschnittliche Lebenserwartung um 6,7 Jahre.

Als Folge dieser Entwicklung nehmen vor allem Herz-Kreislauf-Erkrankungen und Diabetes stark zu. Während 1950 etwa 200.000 Menschen in Deutschland an Diabetes litten, waren es 1994 schon 4 Millionen und im Jahr 2021 ca. 8,5 Millionen. Jedes Jahr kommen etwa 600.000 Neuerkrankungen dazu. Der so genannte Altersdiabetes, an dem etwa 90 Prozent der Diabetiker leiden, hat seinen Namen daher, dass er früher nur bei älteren Menschen auftrat. Heute leiden teilweise schon Jugendliche darunter. Derzeit vermutet man in Deutschland bereits über 5.000 übergewichtige Kinder unter 15 Jahren mit Altersdiabetes. Jedes Jahr erkranken etwa 200 Kinder neu an Diabetes Typ-2.
„Die Anzahl der 15-jährigen mit Altersdiabetes wächst erschreckend schnell." (Klaus-Dietrich Runow)

Da von dieser Krankheit immer mehr junge Menschen betroffen sind, hat man sie in Diabetes Typ-2 umbenannt.
Diabetes Typ-2 ist die sich am schnellsten ausbreitende Krankheit in den Industrienationen – und sie wird nachweislich durch falsche Ernährung und Bewegungsmangel verursacht. Kein gefährlicher Virus, keine Bakterien, sondern lediglich falsche Ernährung und Bewegungsmangel sind die Ursachen für die sich am schnellsten ausbreitende Krankheit in den Industrienationen.

Auch in Deutschland kommt es bei Diabetikern vermehrt zu lebensbedrohlichen Komplikationen. So ist die Mortalitätsrate von Personen mit Typ-2-

Diabetes zwei- bis dreimal höher als die von Menschen ohne diese Stoffwechselerkrankung, informiert die Fachzeitschrift „Der Diabetologe" in der dritten Ausgabe 2019. Im Vergleich zu anderen Ländern ist die Übersterblichkeit bei Typ-2-Diabetes in Deutschland erhöht, zitiert das Fachportal Springer weiter. Wie die Deutsche Diabetes Hilfe informiert, sterben in Deutschland stündlich drei Menschen an Diabetes. *(jg)*
(Quelle: https://www.merkur.de/leben/gesundheit/tod-diabetes-folgeerkrankungen-schlaganfall-herzinfarkt-de.deutschland-oesterreich-todesfaelle-zr-90251619.html)

Warum wird bei einer Krankheit wie Diabetes, von der allein in Deutschland Millionen betroffen sind und man weiß, dass sich die Anzahl der Erkrankten in den nächsten Jahren stark erhöhen wird, so gut wie keine Aufklärung betrieben. Sollten hier vielleicht finanzielle Interessen eine Rolle spielen? Was würde passieren, wenn sich ein Großteil der Bevölkerung einigermaßen gesund ernähren und mehr bewegen würde? Dann ginge der Pharmaindustrie ein Milliardengeschäft durch die Lappen. Zuckerkranke und Bluthochdruckpatienten sind Dauerkunden, die der Pharmaindustrie regelmäßige Einkünfte bescheren.

Die Potsdamer EPIC-Studie unter der Leitung von Heiner Boing vom Deutschen Institut für Ernährungsforschung untersuchte die Zusammenhänge zwischen Ernährung, Krebs, Typ 2-Diabetes und Herz-Kreislauf-Erkrankungen. Hierzu werteten die Forscher die Daten von 23.455 Frauen und Männern im Alter zwischen 35 und 65 Jahren aus. Verglichen wurden die Werte von Teilnehmern mit niedriger Wahrscheinlichkeit für Diabeteserkrankung von unter einem Prozent mit

Werten von Personen mit einer höheren Erkrankungswahrscheinlichkeit. Teilweise betrug diese über zehn Prozent.

Personen mit sehr hohen Werten im Diabetes-Risiko-Test hatten, unabhängig vom Alter, ein 2,7-fach höheres Herzinfarkt-, sowie ein 1,9-fach erhöhtes Schlaganfallrisiko. Zudem war das Sterblichkeitsrisiko um das 2,4-fache erhöht, was einer um 13 Jahre verkürzten Lebenserwartung entspricht.
(Quelle: www.diabsite.de/aktuelles/nachrichten/2010/100326.html)

Wie soll sich die durchschnittliche Lebenserwartung in Zukunft noch erhöhen, wenn sich bei immer mehr Menschen in Deutschland die Lebenserwartung, in Folge von Diabetes, um bis zu 13 Jahre verringert. Die durchschnittliche Lebenserwartung kann unter diesen Voraussetzungen nicht mehr weiter steigen, wie aktuelle Zahlen zeigen, ist sie seit 2019 sogar rückläufig.

Ein Report, der im renommierten New England Journal of Medicine erschien, sorgte schon im Vorfeld für Aufsehen. Seit mehr als 200 Jahren werden die Amerikaner immer älter. Dass sich dieser Trend jetzt plötzlich umkehren könnte, ist für viele ein Schock. *„Wir gehen davon aus, dass die heutige jüngere Generation erstmals in der modernen Geschichte ein kürzeres und weniger gesundes Leben haben wird wie ihre Eltern, wenn wir nicht eingreifen“*, warnt Chef-Autor Jan Olshansky. Bereits in den kommenden fünf Jahrzehnten, so glaubt Olshansky, könnte das durchschnittliche Sterbealter wegen Übergewicht und den damit verbundenen Krankheiten wie Diabetes von heute 77,6 Jahre auf rund 72 Jahre sinken. Ein derartiger Einbruch wäre in den westlichen Industrienationen bisher beispiellos.

Die durchschnittliche Lebenserwartung hat sich in Deutschland in den letzten 150 Jahren kontinuierlich erhöht. Es ist ein trauriges Kapitel unserer Zeit, dass die Lebenserwartung seit 2016 nicht mehr gestiegen und seit 2019 sogar rückläufig ist. Im Jahr 2022 betrug die durchschnittliche Lebenserwartung für Männer 78,1 und für Frauen 82,8 Jahre. Im Vergleich zum höchsten Stand der Lebenserwartung in Deutschland ist diese bei Männern um fünf und bei Frauen um sechs Monate gesunken. Anscheinend zeigt die Lebens- und Ernährungsweise der letzten Jahrzehnte jetzt ihre Auswirkungen. Aber weder bei der Politik, noch bei den Medien scheint dieses Ereignis auf großes Interesse zu stoßen, niemand stellt Fragen nach den Ursachen dieser Entwicklung.

Mittlerweile belegt Deutschland bei der Lebenserwartung im westeuropäischen Vergleich die hinteren Plätze. Bei einem Vergleich unter 16 Ländern in Westeuropa liegt Deutschland bei den Männern auf Platz 15 und bei den Frauen auf Platz 14 teilt das Bundesinstitut für Bevölkerungsforschung mit. Länder wie z. B. Griechenland oder Portugal, deren Gesundheitsausgaben pro Person nicht einmal die Hälfte der deutschen Gesundheitsausgaben betragen, haben eine höhere Lebenserwartung als Deutschland. Die hohen Investitionen in unser Gesundheitssystem zeigen so gut wie keine Auswirkung auf einen besseren Gesundheitszustand der Bevölkerung.

Dass die Medizin und die Politiker die Ursache für die Zunahme der Pflegebedürftigkeit immer noch auf eine angeblich höhere Lebenserwartung schieben, zeigt, wie hilflos sie diesem Problem gegenüber stehen. Sie haben die wahren Ursachen immer noch nicht erkannt oder, was vielleicht noch schlimmer ist, sie wollen sie gar nicht erkennen. Indem man alles dem Alter in die Schuhe schiebt, hält man die Menschen davon ab, sich selbst aktiv mit den Risikofaktoren und ihrer Lebensweise auseinander zu setzen. Aber wahrscheinlich wird genau das auch nicht gewünscht.

Das heißt, wir dürfen die Ursachen für die steigende Zahl der Pflegebedürftigen nicht einfach auf das Alter schieben, sondern wir müssen die Ursachen in unserer Lebensweise, in unserer Ernährungsweise und in unseren Umweltbedingungen suchen.

Alterskrankheiten

„Das Alter ist kein Hindernis. Es ist eine Begrenzung, die du dir selbst setzt."

Jackie Joyner-Kersee (Olympiasiegerin im Siebenkampf)

Wenn die Medizin die Ursachen von Krankheiten nicht genau bestimmen kann, dann heißt es oft, „das ist genetisch" oder „das ist vererbt" oder „das ist altersbedingt". Wenn Sie ab einem bestimmten Alter mit irgendwelchen Beschwerden zum Arzt gehen, hören Sie wahrscheinlich immer öfter, „das ist altersbedingt". Je älter Sie sind, um so häufiger wird Ihnen diese Diagnose gestellt.

Typische Alterskrankheiten
*   Demenzerkrankung
*   Herz-Kreislauf-Erkrankungen
*   Osteoporose
*   Parkinson
*   Schlaganfall

- Krebs
- Muskelschwäche
- Diabetes mellitus
- psychische Erkrankungen

Aber kann es wirklich sein, dass wir bestimmte Krankheiten bekommen, einfach nur weil wir älter werden? Es gibt einige Völker auf der Erde, die genau das Gegenteil beweisen. Abchasien im Kaukasus, die Hunza im Norden von Pakistan oder Okinawa eine Inselgruppe im Süden des japanischen Festlandes. Okinawa wird auch die Inseln der 100-Jährigen genannt. Obwohl die Gesundheitsausgaben bei diesen Völkern nur einen Bruchteil der Gesundheitsausgaben in den Industrienationen betragen, ist deren Lebenserwartung höher als die der deutschen Bevölkerung. Außerdem erfreuen sich die Menschen dort meist bis ins höchste Alter ihrer körperlichen und geistigen Gesundheit. In Okinawa ist die Wahrscheinlichkeit über 100 Jahre alt zu werden 30 mal höher als in Deutschland, das Risiko an Demenz zu erkranken ist dagegen 5 mal geringer. John Robbins beschreibt das Leben dieser Völker sehr ausführlich in seinem Buch „Gesund bleiben bis 100."

Im Journal der American Medical Association, also auf höchster Warte der Orthodoxie, erschien am 6. April 1963 eine Klarstellung, die eigentlich, so möchte man annehmen, heute in jedem einschlägigen Lehrbuch am Anfang zu finden sein müsste, die aber seltsamerweise, soweit ersichtlich, völlig übergangen worden ist: *"A new concept of aging"*.
Die amerikanische Ärztegesellschaft hatte einen Ausschuss zum Studium der Alterskrankheiten geschaffen, ein *"Committee on Geriatrics"*, und dieser

Ausschuss wurde sich in seiner Eröffnungssitzung mit den Stimmen aller Beteiligten klar, dass sein Auftrag verfehlt war, indem es so etwas wie Alterskrankheiten, die spezifisch aus dem Älterwerden entstehen, überhaupt nicht gibt, denn alles, was man Alterskrankheiten nennt, komme ja in immer jüngeren Jahrgängen vor und werde neuerdings in wachsendem Ausmaß auch bei Kindern gefunden, während umgekehrt Greise zu finden sind, die keine Spur von Alterskrankheiten aufweisen.
(Quelle: Dr. Ralph Bircher „Geheimarchiv der Ernährungslehre" 7. Auflage 2001 Seite 17)

Warum brauchen manche Menschen im Alter von 60 Jahren neue Hüftgelenke, während andere mit über 90 Jahren noch mit ihren eigenen Gelenken leben? Warum haben einige schon in jungen Jahren einen zu hohen Blutdruck, während manche alte Menschen auch ohne Blutdruckmedikamente einen völlig normalen Blutdruck haben? Gerne wird das dann auf die Gene geschoben. Wir sind aber nicht der Sklave unserer Gene. Das beschreibt Bruce Lipton sehr verständlich in seinem Buch *"Intelligente Zellen."* Unsere Gene sind veränderbar und sie reagieren auf Umwelteinflüsse. Die Epigenetik, ein Teilbereich der Biologie, hat in den letzten Jahren eindeutig nachgewiesen, dass uns unsere Lebensweise wesentlich mehr prägt als unsere Gene. Der Einfluss, den unsere Lebensweise auf die Genaktivität hat, zeigt sich deutlich in Studien mit eineiigen Zwillingen. Bei ihrer Geburt haben Zwillinge eine nahezu identische Genetik. Mit der Zeit werden durch unterschiedliche Ernährung, Lebensweise und Erfahrungen auch unterschiedliche Gene aktiviert. Das kann dazu führen, dass einer der Zwillinge an Krebs stirbt und der andere ein langes und gesundes Leben hat. Es gilt mittlerweile als gesichert, dass äußere Einflüsse,

31

wie Erziehung, Ernährung, Stress, Sport, ja sogar unsere Gedanken und vieles mehr einen wesentlich größeren Einfluss darauf haben, ob wir krank oder gesund, übergewichtig oder schlank sind, als unsere Gene. Dass die Ernährung einen weitaus größeren Einfluss auf die Gesundheit hat als die Genetik zeigt sich sehr deutlich am Stamm der Pima-Indianer. Die Staatsgrenze zwischen USA und Mexiko trennt das Gebiet dieses Stammes. Der nordamerikanische Teil des Stammes hat die amerikanische Ernährungsweise mit viel Fast-Food-Ernährung angenommen. In Folge davon wurde die Mehrzahl der Stammesmitglieder übergewichtig und zuckerkrank. Der Teil des Stammes in Mexiko behielt seine traditionellen Ernährungsgewohnheiten bei und dort findet man kaum Übergewicht oder Stoffwechselkrankheiten.

Die Ausrede *„Ich bin eben so veranlagt"*, kann man also nicht mehr gelten lassen.

Es gibt keinen Grund, warum ein Mensch mit zunehmendem Alter an mehr Krankheiten leiden muss. Aus dem Ärztereport 2010 geht hervor, dass die steigenden Ausgaben der Krankenkassen nicht durch die demographische Entwicklung zustande kommen, wie so oft behauptet wird, sondern dass diese vielmehr durch die immer teurer werdende Gerätemedizin verursacht werden. Viele Krankheiten, die erst im Alter auftreten, sind in Wirklichkeit das Ergebnis einer falschen Lebensweise. In erster Linie falsche Ernährung, Bewegungsmangel und Stress. Da sich diese falsche Lebensweise aber erst nach 20, 30 oder 40 Jahren durch körperliche Symptome bemerkbar macht und deshalb natürlich erst in einem dementsprechenden Alter auftritt, spricht man fälschlicher Weise von Alterskrankheiten. Alter ist aber keine Krankheit, denn bei richtiger Lebensweise ist unser Körper dafür ausgelegt, über 100 Jahre alt zu werden und zwar bei guter körperlicher und geistiger Gesundheit.

Dr. Brucker sagte:
„Keine Krankheit ist "altersbedingt". Sie tritt höchstens im Alter erst auf aufgrund von jahrzehntelanger Lebensweise gegen die Natur".

Hippokrates sagte schon 400 Jahre vor Christus:
„Krankheiten überfallen den Menschen nicht wie ein Blitz aus heiterem Himmel, sondern sind die Folgen fortgesetzter Fehler wider die Natur."

Nocebo-Effekt und Alterskrankheiten

Während der Placebo-Effekt (lat.: „Ich werde heilen") weitgehend bekannt ist, haben vom Nocebo-Effekt (lat.: „Ich werde schaden") viele noch nie etwas gehört. Mit Placebo-Studien erforscht man die Wirksamkeit von Medikamenten. Die Teilnehmer der Studie werden dabei in zwei Gruppen geteilt. Während die eine Gruppe das wirksame Medikament bekommt, erhält die zweite Gruppe ein Scheinmedikament ohne jeglichen Wirkstoff (Placebo). Die Testpersonen wissen nicht, zu welcher Gruppe sie gehören. Nur durch die positive Erwartungshaltung kann es auch in der Placebo-Gruppe zu körperlichen Reaktionen kommen, die eigentlich nur das Medikament auslösen kann. Das heißt, allein durch den Glauben an eine bestimmte Wirkung, kann diese im Körper ausgelöst werden, obwohl man nur eine Zuckerpille ohne jeglichen Wirkstoff bekommen hat. Dabei handelt es sich auch nicht um eine Einbildung von Symptomen, sondern um reale, körperlich messbare

Effekte. Viele Studien haben mittlerweile nachgewiesen, dass es durch den Placebo-Effekt zu messbaren körperlichen Veränderungen kommen kann. Als Nocebo-Effekt bezeichnet man körperliche Reaktionen, die durch eine negative Erwartungshaltung ausgelöst werden. So treten bei Studienteilnehmern, die sich über die Nebenwirkungen des getesteten Medikaments informieren, oft genau diese Nebenwirkungen auf, obwohl sie nur ein wirkungsloses Placebo bekommen haben. Der Nocebo-Effekt kann durch die negative Erwartungshaltung sogar lebensbedrohliche Ausmaße annehmen, wie die folgenden Beispiele zeigen.

Selbstmord mit einem Scheinmedikament?

Ein 26 Jahre alter Amerikaner ist schwer depressiv und dann verlässt ihn auch noch seine Freundin. Er will sich das Leben nehmen, schluckt 29 Kapseln, die er tags zuvor bekommen hat, weil er an einer Studie über Antidepressiva teilnimmt. Kurz darauf zittert er, atmet heftig, der Blutdruck fällt rapide – er bereut die Überdosis und lässt sich von einem Nachbarn in eine Notaufnahme fahren. „Helfen Sie mir, ich habe alle meine Pillen genommen", sagt er noch, dann kollabiert er. Nach ein paar Stunden finden die Ärzte heraus: Ihr Patient gehört zu jener Gruppe von Studienteilnehmern, die ein Placebo bekommen hat – ein Scheinmedikament ohne Wirkstoff. Als der Patient davon erfährt, verschwinden seine Symptome innerhalb einer Viertelstunde.

(Quelle:https://www.planetwissen.de/gesellschaft/medizin/psychoso matik/pwiedernoceboeffekt100.html)

Aus der Schweiz wurde 2012 ein interessanter Fall bekannt:
Bei einem vermeintlichen Antrax-Anschlag wurden 34 Personen mit Übelkeit und Kopfweh ins Krankenhaus eingeliefert. Es stellte sich aber heraus, dass es sich nur um ein ungefährliches weißes Pulver gehandelt hat. Im Interview erklärt der Historiker Sarasin: „Es braucht die giftige Substanz gar nicht. Der Glaube daran reicht aus. Der Körper reagiert dann tatsächlich mit Vergiftungssymptomen."
(Quelle: https://www.thieme-connect.com/products/ejournals/pdf/10.1055/s-0042-101400.pdf)

Sowohl der Placebo- wie auch der Nocebo-Effekt können durch Arzt-Patienten-Gespräche, durch Medikamenten-Informationen oder durch die Medien ausgelöst werden. Wenn wir z. B. in den Medien immer wieder etwas über den Pflegenotstand und Alterskrankheiten hören, verbindet unser Gehirn das Alter irgendwann automatisch mit Krankheiten. Für viele ist es mittlerweile schon die Normalität, dass Alter und Krankheit zusammen gehören. Durch den Nocebo-Effekt erhöht sich dann das Risiko, im Alter auch wirklich bestimmte Krankheiten zu bekommen. Dadurch, dass von Alterskrankheiten gesprochen wird, sieht man automatisch das Alter als Ursache für die Krankheiten.
In früheren Kulturen sprach man nicht von Alterskrankheiten, sondern viel mehr von Altersweisheit, es gab den Ältestenrat oder den Rat der Weisen.
Es gibt viele Beispiele von Menschen, die im höchsten Lebensalter auch ihren höchsten Wissensstand erreicht haben.

Johann Wolfgang von Goethe schrieb den letzten Teil des „Faust" im Alter von 80 Jahren.

Dr. Norman W. Walker schrieb sein letztes Buch im Alter von 113 Jahren.

Thomas A. Edison erfand erst im Alter von über 60 Jahren die Glühbirne.

Bei den langlebigen Völkern der heutigen Zeit ist es immer noch so, dass den alten Menschen mehr Respekt entgegengebracht wird, je älter sie werden und das ihr Rat und ihre Lebenserfahrung sehr gefragt sind. Im Gegensatz dazu, wird in den Industrieländern das Alter immer mehr mit Krankheit, mit Demenz und mit Pflegebedürftigkeit verbunden.

In welcher Welt würden Sie lieber alt werden, in einer Welt, in der man Alter mit Krankheit gleich setzt oder in einer Welt, in der man das Alter mit Weisheit verbindet?

Zivilisationskrankheiten

„Noch nie war der Gesundheitszustand der Menschen in den sogenannten zivilisierten Völkern so schlecht wie heute. Dem Tod gehen langdauernde Gesundheitsschäden voraus. " (Dr. med. M. O. Brucker)

Als Zivilisationskrankheiten bezeichnet man Krankheiten, die in Industrieländern deutlich häufiger vorkommen als in Entwicklungsländern. Die Ursachen dieser Krankheiten liegen in der Lebensweise in den Industrieländern. Hauptrisikofaktoren sind falsche Ernährung, Bewegungsmangel, Stress, sowie Rauchen,

Alkohol und Umweltgifte. Aber auch psychosoziale Faktoren wie Leistungsdruck, Zeitdruck, Einsamkeit oder mediale Reizüberflutung können zu Krankheiten führen.

Die Errungenschaften der Zivilisation haben unser Leben in vielerlei Hinsicht leichter und sicherer gemacht. Wir müssen schon lange keine Angst mehr vor Nahrungsknappheit haben, mittlerweile ist es sogar das Überangebot an Nahrungsmittel das viele Menschen krank macht. Durch den medizinischen Fortschritt sind viele Krankheiten, die vor der industriellen Zeit auftraten und oft tödlich waren, so gut wie verschwunden. Gleichzeitig sind aber Krankheiten auf dem Vormarsch, die man früher praktisch nicht kannte. Das sind die sogenannten Zivilisationskrankheiten.

Typische Zivilisationskrankheiten
- Demenzerkrankung
- Herz-Kreislauf-Erkrankungen
- Osteoporose
- Parkinson
- Übergewicht (Adipositas)
- Schlaganfall
- Krebs (z. B. Lungenkrebs und Darmkrebs)
- Muskelschwäche
- Diabetes mellitus Typ-2
- psychische Erkrankungen (Depressionen, Burnout-Syndrom)
- Gicht
- Rückenschmerzen
- Allergien

Es ist aber nicht die Zivilisation, die uns krank macht, sondern unsere falsche, für den Menschen unnatürliche

Lebensweise. Die Zivilisation gibt uns erst die Möglichkeit, eine falsche Lebensweise zu praktizieren. Die Zivilisation zwingt uns aber nicht, Fastfood oder industriell verarbeitete Nahrungsmittel zu essen. Wir können selber entscheiden, ob wir zu McDonald's gehen oder lieber frisches Obst und Gemüse essen. Die Zivilisation zwingt uns auch nicht, uns fast nicht mehr zu bewegen und jede Strecke mit dem Auto zu fahren. Wir können selber entscheiden, ob wir mit dem Auto fahren, lieber das Fahrrad benützen oder zu Fuß gehen. Wir können auch entscheiden, ob wir jeden Tag mehrere Stunden bewegungslos vor dem Fernseher verbringen oder ob wir regelmäßig Sport treiben. Ein Bauer bei den Hunza im Himalaya muss sich nicht entscheiden, ob er heute mit dem SUV zur Feldarbeit fährt oder ob er besser zu Fuß geht, da er wahrscheinlich gar kein Auto besitzt. Auch seine Frau steht nicht jeden Tag vor der Entscheidung, ob sie eine Mahlzeit aus Reis und frischem Gemüse zubereitet oder lieber eine Pizza liefern lässt. Die Menschen in diesen Gebieten haben gar nicht die Möglichkeit, sich für eine falsche und unnatürliche Lebensweise zu entscheiden. Das ist der Grund für ihre hohe Lebenserwartung und ihren guten Gesundheitszustand. Wenn allerdings in solchen Gebieten die Zivilisation Einzug hält und die ersten Fastfoodketten eröffnet werden, kann man sehr schnell beobachten, wie sich, vor allem in der jüngeren Bevölkerung, der Gesundheitszustand rapide verschlechtert.

Schuld an den Zivilisationskrankheiten ist also nicht die Zivilisation, sie zwingt uns lediglich dazu, uns jeden Tag neu zu entscheiden, für oder gegen genügend Bewegung, für oder gegen gesunde Ernährung. Die Zivilisation gibt uns nur die Möglichkeit, uns für das Falsche entscheiden zu können.

Wenn wir jetzt Zivilisationskrankheiten und Alterskrankheiten einmal gegenüberstellen, dann sehen wir, dass praktisch alle Alterskrankheiten auch Zivilisationskrankheiten sind (Tabelle 2).

Zivilisationskrankheiten	Alterskrankheiten
Demenzerkrankung	Demenzerkrankung
Herz-Kreislauf-Erkrankungen	Herz-Kreislauf-Erkrankungen
Osteoporose	Osteoporose
Parkinson	Parkinson
Schlaganfall	Schlaganfall
Krebs (z. B. Lungenkrebs und Darmkrebs)	Krebs
Muskelschwäche	Muskelschwäche
Diabetes mellitus Typ 2	Diabetes mellitus Typ 2
psychische Erkrankungen (Depressionen, Burnout-Syndrom)	psychische Erkrankungen
Übergewicht (Adipositas)	Gicht
Gicht	Rückenschmerzen
Rückenschmerzen	Allergien
Allergien	

Tabelle 2

Da die Zivilisationskrankheiten hauptsächlich durch unsere Lebensweise verursacht und begünstigt werden, trifft das auch auf die sogenannten Alterskrankheiten zu. Die Ursache der Alterskrankheiten ist also nicht das höhere Lebensalter, sondern genau wie bei den Zivilisationskrankheiten auch, die unnatürliche und dadurch ungesunde Lebensweise in den Industrieländern.
Im blinden Vertrauen auf die Ärzte und den Fortschritt in der Medizin hat ein Großteil der Menschen in den Industrieländern die Verantwortung für ihre Gesundheit an diese Institutionen abgegeben. Viele lebten in der Hoffnung, dass die Medizin im Notfall alles reparieren

würde. Die steigenden Ausgaben im Gesundheitswesen, die starke Zunahme chronisch kranker und pflegebedürftiger Menschen zeigt uns auf schmerzliche Weise, dass das ein Irrtum war. Wir können es uns ganz einfach nicht mehr leisten, dass wir Ärzte, Krankenkassen oder die Pharmaindustrie für unsere Gesundheit verantwortlich machen. Jeder einzelne muss die Verantwortung für seinen Körper und seine Gesundheit wieder selbst übernehmen.

Wunsch und Realität

„Sorge gut für deinen Körper. Es ist der einzige Ort, den du zum Leben hast."
(Jim Rohn, US-amerikanischer Motivationstrainer)

Der Wunsch nach lebenslanger Gesundheit ist bei den meisten Menschen nach wie vor sehr groß, das Verhalten im Alltag entspricht aber oft nicht dieser Wunschvorstellung. Bei Neujahrsumfragen steht der Gesundheitswunsch regelmäßig an erster Stelle. Zum Geburtstag wünschen wir alles Gute und vor allem Gesundheit. So schön dieser Wunsch auch ist, er bleibt für viele leider nur ein Traum, denn in ihrem Verhalten ist bei den meisten der Raubbau an ihrer Gesundheit allgegenwärtig. Rauchen, Alkohol, Bewegungsmangel und falsche Ernährung haben mit dem Gesundheitswunsch nicht viel gemeinsam. Christian Morgenstern sagte schon vor langer Zeit:

Der Gesundheitswunsch ist riesig,
das Gesundheitswissen ist mäßig,
das Gesundheitsverhalten ist miserabel.

Wir werden also nicht krank und pflegebedürftig, weil wir ein bestimmtes Alter erreicht haben, sondern, durch eine, über viele Jahre, falsche Lebens- und Ernährungsweise. Wenn also die Lebens- und Ernährungsweise und nicht das Lebensalter der größte Risikofaktor ist, krank und pflegebedürftig zu werden, dann können wir durch eine Veränderung der Lebens- und Ernährungsweise dieses Risiko auch jederzeit reduzieren. Natürlich können wir nicht alle Risikofaktoren von heute auf morgen abstellen. Wenn z. B. jemand beruflich stark unter Stress leidet, dann ist es oft nicht möglich, diese Situation auf die Schnelle zu verändern. So eine Veränderung dauert meistens etwas länger. Es gibt aber auch Risikofaktoren, die wir selber steuern und auch jederzeit abstellen können. Die entscheidende Frage ist letztendlich, ob Sie bereit sind, eingefahrene und vielleicht auch langjährige Gewohnheiten zu verändern. Wenn jemand raucht, dann kann er sich jeden Tag dafür entscheiden, damit aufzuhören, man muss damit nicht bis zum neuen Jahr warten. Auch die beiden Risikofaktoren, die neben dem Rauchen die meisten Gesundheitsschäden verursachen, können wir sofort verändern – **Ernährung und Bewegung.** Die Weltgesundheitsorganisation stuft ungesunde Ernährung und Bewegungsmangel als Hauptursachen für vermeidbare Krankheiten, verkürzte Lebenserwartung und somit auch für ein erhöhtes Pflegerisiko ein.

Ist das nicht paradox? Früher wurde die Lebenserwartung der Menschen oft durch Hungersnöte eingeschränkt. Heute verfügen wir das ganze Jahr über ein so vielfältiges Angebot an Nahrungsmitteln, wie nie zuvor. Wir haben medizinisch einen so hohen Standard erreicht, wie er noch vor 100 Jahren unvorstellbar gewesen wäre. In den Industrienationen ist die Chance, bei guter Gesundheit, über 100 Jahre alt zu werden so groß wie nie zuvor in der Menschheitsgeschichte und diese einmalige Chance machen wir uns mit falscher Ernährung und Bewegungsmangel wieder zunichte.

Da es über diese beiden Themen, Ernährung und Bewegung, schon sehr viele gute Bücher gibt und es den Rahmen dieses Buches sprengen würde, beide Themen ausführlich zu behandeln, werde ich Ihnen an einfachen und leichtverständlichen Beispielen erläutern, was für Ihren Körper gut und was für Ihren Körper schlecht ist. Sie werden merken, dass das Meiste ohne großen Aufwand sofort umsetzbar ist. Sollte ich Ihr Interesse wecken können und Sie sich über bestimmte Themen ausführlicher informieren wollen, gebe ich Ihnen im Anschluss einige Buchempfehlungen. Wenn Sie sich eingehender mit diesen Themen befassen und anfangen, Ihre Lebens- und Ernährungsweise zu verändern, dann werden Sie sehr schnell merken, dass eine gesunde Lebensweise absolut nichts mit Verzicht und Entbehrung zu tun hat, sondern das Leben bereichert und erst wirklich lebenswert macht. Ich kenne Menschen, die mit über 70 Jahren fitter sind als manche mit 30 Jahren, die körperlich und geistig noch voll am Leben teilnehmen, die nicht dauernd über ihre Krankheiten jammern müssen und die trotz, oder vielleicht sogar wegen ihres Alters das Leben wirklich genießen. Der Wunsch nach lebenslanger Gesundheit und Selbstbestimmtheit muss dann nicht nur ein schöner Wunsch bleiben.

Ernährung

„Eure Nahrungsmittel sollen eure Heilmittel sein und eure Heilmittel sollen eure Nahrungsmittel sein.“
(Hippokrates 460 – 370 v. Chr.)

Schon für den griechischen Arzt Hippokrates war 400 Jahre vor Christus klar: Nur wer sich gesund ernährt, kann auch gesund bleiben.

Die Ernährung in den Industrienationen hat sich in den letzten 120 Jahren schneller verändert als jemals zuvor. Leider nicht zum Vorteil für die Menschen. Die Gesundheitskosten, die in Deutschland durch ungesunde Ernährung verursacht werden, betragen pro Jahr fast 17 Milliarden Euro. In der EU sind mittlerweile etwa 320 Lebensmittelzusatzstoffe zugelassen. Der Verbrauch industrieller Nahrungsmittelprodukte hat in den letzten Jahren immer mehr zugenommen, inzwischen kommen über 75 Prozent unserer Nahrung aus industrieller Produktion. Durch diese industriellen Verarbeitungsprozesse wird unsere Ernährung immer stärker verändert und verfälscht. Für den Menschen oft lebenswichtige Inhaltsstoffe werden zerstört oder entfernt. Dadurch nehmen wir zu viele Kalorien, tierisches Eiweiß und raffinierte Kohlenhydrate zu uns, während es an Vitaminen, Spurenelementen, Ballaststoffen, Enzymen und sekundären Pflanzenstoffen mangelt. Die Auswirkungen dieser Entwicklung zeigt eine Studie der University of Washington, die auch im Fachmagazin „The Lancet" veröffentlicht wurde.

Zu viel Salz und Zucker, zu wenig Nüsse und Früchte: Schlechte Ernährung kostete im Jahr 2017 weltweit elf Millionen Menschen das Leben, legen US-amerikanische

Forscher jetzt das Ergebnis ihrer Studie vor. Sie werteten Daten aus 195 Ländern aus.

Wissenschaftler am **Institute of Health Metrics and Evaluation** von der US-amerikanischen University of Washington haben viel Arbeit hinter sich: Für ihre weltweite **Ernährungsstudie, in der sie Daten aus 195 Ländern über einen Zeitraum von 27 J**ahren (1990 bis 2017) auswerteten, untersuchten sie, wie hoch der Risikofaktor „ungesunde Ernährung" für die Gesundheit von Menschen einzustufen ist. Das Ergebnis fasst Dr. Ashkan Afshin, Physiologe und Epidemiologe, jetzt zusammen: „Etwa jeder fünfte Todesfall weltweit geht auf **ungesunde Ernährung** zurück" – dies sind an die elf Millionen Menschen. [1] Im Einzelnen hat eine schlechte Ernährung dazu geführt, dass:

•Zehn Millionen Menschen an Herz-Kreislauf-Erkrankungen wie Infarkt und Schlaganfall,
•913 000 an Tumoren, vor allem im Darm und
•339 000 an den Folgen eines Typ-II-Diabetes gestorben sind sowie
•255 Millionen <u>DALY</u> (disability-adjusted life years), also in Krankheit gelebte Jahre, zu Buche schlagen.

„Üblicherweise geht es bei der Diskussion um gesunde Ernährung hauptsächlich um die Verringerung ungesunder Lebensmittel", <u>sagt Afshin</u>. „Unsere Untersuchung zeigt, dass eine niedrige Aufnahme von gesunden Lebensmitteln entscheidend dafür ist, krank zu werden und in der Folge zu sterben, und nicht die hohe Aufnahme ungesunder Lebensmittel."
(Quelle: https://naturheilkunde-kompakt.de/2020/07/23/schlechte-ernaehrung-kann-leben-kosten/)

In Deutschland sind demnach im Jahr 2017 über 130.000 Menschen an den Folgen einer ungesunden

Ernährung gestorben. Diese Menschen sterben aber meistens nicht plötzlich und unerwartet. Dem voraus geht oft ein Verlust vieler Lebensjahre in Gesundheit sowie eine mehr oder weniger lange Zeit in Pflegebedürftigkeit.

Schätzungen der Weltgesundheitsorganisation (WHO) zufolge ist innerhalb Europas der Verlust vieler „Lebensjahre in Gesundheit" häufig Erkrankungen zuzuschreiben, bei deren Entwicklung Ernährung eine bedeutende Rolle spielt. Relevant sind hier vor allem Herz-Kreislauf-Erkrankungen, Krebserkrankungen sowie Diabetes mellitus.
(Quelle:https://www.gesundheit.gv.at/leben/ernaehrung/richtige-ernaehrung/ernaehrungsabhaengige-krankheiten.html)

Das Krankheiten, die durch eine ungesunde Ernährung verursacht werden, nicht mit Medikamenten geheilt werden können, müsste eigentlich jedem klar sein. Bestenfalls werden dadurch einige Symptome unterdrückt. Schon Hippokrates sagte: *„Bevor du jemanden heilst, frage ihn, ob er bereit ist aufzugeben, was ihn krank macht."*

Heilung ist nur möglich, wenn die krankmachende Ursache, also die ungesunde Ernährung, aufgegeben und durch eine gesunde Ernährung ersetzt wird. Aber nicht alles, was in den Medien oder der Werbung als gesundes Nahrungsmittel angepriesen wird, ist auch wirklich gesund. Wie die Studie der University of Washington zeigte, ist das Gesundheitsrisiko um so größer, je weniger gesunde Lebensmittel man zu sich nimmt. Es ist also wesentlich gefährlicher, weniger vom Gesunden als mehr vom Ungesunden zu essen. Wenn wir zu wenig gesunde Lebensmittel essen, fehlen dem Körper essentielle Stoffe. Die Folge davon sind Energiemangel,

45

vorzeitiges Altern, erhöhte Krankheitsanfälligkeit und im schlimmsten Fall ein vorzeitiger Tod. Unser Körper ist allerdings in der Lage, trotz einer ungesunden Ernährung über längere Zeit einigermaßen gesund zu bleiben, oft dauert es 20 Jahre und mehr, bis ernsthafte Beschwerden auftreten. Durch diese lange Zeitspanne fällt es vielen Menschen jedoch schwer, den Zusammenhang zwischen ihrer jahrelangen Mangelernährung und ihren gesundheitlichen Problemen zu erkennen.

Vergleichen wir, zum besseren Verständnis unseren Körper einmal mit einem Auto. Wenn Sie bei Ihrem Auto einen falschen Treibstoff in den Tank füllen, dann dauert es nicht mehrere Jahre bis das Auto nicht mehr funktioniert, sondern Sie merken sofort, dass Sie etwas falsch gemacht haben und sicher wird Ihnen dieser Fehler nicht noch einmal passieren.

Welche Stoffe braucht ein Auto, damit es optimal funktioniert?

Treibstoff – Motoröl – Bremsflüssigkeit – Kühlwasser – Frostschutz – Luft –Wasser für Scheibenwischanlage....

Wenn alle nötigen Stoffe in der richtigen Menge vorhanden sind, funktioniert unser Auto am besten. Ist aber z. B. zu wenig Motoröl im Motor, können wir zwar fahren, riskieren aber früher oder später einen Motorschaden. Haben wir in einem Reifen zu wenig Luft, können wir auch fahren, das Auto fährt sich aber nicht so sicher und dieser Reifen wird sich schnell abnutzen. Haben wir nur 2 Liter Benzin im Tank, funktioniert alles einwandfrei, nur nicht sehr lange. Andererseits kann sich ein zu viel ebenso nachteilig auswirken. Wenn wir auf einem Anhänger ständig 1000 Liter Benzin mitziehen, könnten wir zwar lange fahren, ohne an einer Tankstelle anhalten zu müssen, das Auto fährt aber nicht so schnell und der Verschleiß ist wesentlich höher.

Es ist selbstverständlich, dass wir unserem Auto nur das Beste gönnen.

- Würden sie bei einem Auto, das Superbenzin braucht, Diesel tanken, nur weil es billiger ist?
- Fahren Sie beim Aufleuchten der Öllampe einfach weiter und hoffen, dass nichts passiert?
- Die meisten Menschen geben über 20 Euro für einen Liter Motoröl aus, während sie für einen Liter Speiseöl nicht mal zwei Euro ausgeben.

Beim Auto leuchtet das den meisten ein, beim eigenen Körper ist das schon nicht mehr so selbstverständlich. Die meisten Menschen könnten ihre Gesundheit, ihre Leistungsfähigkeit und ihre Lebenserwartung schon dadurch erhöhen, wenn sie ihren Körper nur annähernd so sorgfältig behandeln würden wie ihr Auto.

Der frühere SPD-Parteichef Franz Müntefering erlitt bei einer Wahlkampfveranstaltung im Jahr 2005 einen Kreislaufzusammenbruch. Im Krankenhaus sagte er den Ärzten, dass er durch den Wahlkampfstress **vergessen** hätte, etwas zu essen und ausreichend zu trinken. Was wäre wohl passiert, wenn Müntefering mit seinem Auto auf der Autobahn liegengeblieben wäre und dann erklärt hätte, er habe im Wahlkampfstress vergessen zu tanken? Wahrscheinlich hätte man sofort auf beginnende Alzheimer getippt und ihn auf seinen Geisteszustand untersucht.
Im Grunde ist es bei unserem Körper genauso wie beim Auto, wenn er alle Stoffe, die er benötigt in der richtigen

Menge bekommt, ist er gesund, leistungsfähig und hat sein Idealgewicht. Beim Auto sind es relativ wenige Stoffe, die für eine einwandfreie Funktion nötig sind. Bei unserem Körper sind es wesentlich mehr.

Sekundäre Pflanzenstoffe

Die meisten Ernährungspläne oder Diäten befassen sich neben den Kalorien nur mit den drei Hauptbestandteilen unserer Nahrung: Eiweiß, Fett und Kohlehydrate. Früher dachte man, wenn der Körper diese Hauptbestandteile sowie einige Vitamine und Mineralstoffe bekommt, dann ist er ausreichend versorgt. Um gesund zu bleiben benötigt unser Körper aber wesentlich mehr Stoffe. Man hat nicht bedacht, dass noch lange nicht alle Nahrungsbestandteile bekannt und erforscht sind. Gemüse, Obst, Getreide, Kräuter und Nüsse enthalten neben Vitaminen und Mineralien sog. sekundäre Pflanzenstoffe. Das sind chemische Substanzen, die den Pflanzen Farbe, Aroma und Geschmack geben. Experten gehen mittlerweile davon aus, dass z. B. in einem Apfel über 300 verschiedene Wirkstoffe enthalten sind, von denen wir die meisten noch nicht einmal kennen, geschweige denn wissen, was sie bewirken. Obwohl diese sekundären Pflanzenstoffe nur in ganz geringen Mengen vorkommen, haben sie mit Sicherheit eine Funktion in unserem Körper. Deshalb ist es wichtig, unseren Körper mit allen bekannten und auch nicht bekannten, aber möglicherweise lebensnotwendigen Nahrungsinhaltsstoffen zu versorgen. Die Meinungen, wie viele solcher sekundärer Pflanzenstoffe es gibt, schwanken zwischen 60.000 und 100.000 wobei in unserer Ernährung etwa 10.000 vorkommen.

Im menschlichen Körper werden den Pflanzenstoffen folgende Wirkungen zugeschrieben:
•Senkung des Krebsrisikos der inneren Organe
•Schutz vor Bakterien, Pilzen und Viren
•Schutz vor freien Radikalen
•Stärkung des Immunsystems
•Senkung des Cholesterinspiegels
•Blutverdünnung
•Blutdrucksenkung
(Quelle: "satt, schlank, gesund" S. 95)

Da diese Stoffe aber sehr empfindlich sind, werden sie durch Verarbeitungsprozesse zum Großteil zerstört, das heißt, die 300 Stoffe sind nur im Apfel enthalten, aber nicht mehr im Apfelstrudel. Um eine Versorgung einigermaßen sicherzustellen, sollte man täglich 5 Portionen oder etwa 650 Gramm Obst und Gemüse im natürlichen Zustand, also unverarbeitet, essen. Ideal wären drei Portionen Gemüse (ca. 400 Gramm) und zwei Portionen Obst (ca. 250 Gramm). In einer Umfrage gaben nur 20 Prozent an, diese Menge zu erreichen. Etwa 60 Prozent essen nur eine Portion Gemüse am Tag und 10 Prozent gaben an, fast nie Gemüse zu essen. Etwas besser sieht es beim Obstkonsum aus, zumindest die Hälfte der Befragten gab an, zwei Portionen Obst pro Tag zu essen. Allerdings sagten sieben Prozent der Befragten, dass sie fast nie Obst essen. Im Durchschnitt essen die Deutschen nur 289 Gramm Obst und Gemüse am Tag. Die Franzosen essen ca. 50 Prozent mehr Gemüse als die Deutschen und haben dadurch ein Drittel weniger Herzinfarkte.

Eine Britische Studie, bei der über 4.800 Teilnehmer 20 Jahre lang beobachtet wurden, kam zu dem Ergebnis, dass das Sterberisiko durch den Verzehr von zu wenig Obst und Gemüse höher ist als bei erhöhtem Alkoholkonsum.

Enzyme

Durch diese Ernährungsweise mit zu wenig Rohkost, kommt es auf Dauer auch zu einem Mangel an Enzymen. Was sind Enzyme? Ohne Enzyme gäbe es kein Leben. Enzyme sind die „Zündkerzen" des Stoffwechsels, sie sind an allen chemischen Reaktionen und allen Stoffwechselvorgängen, die in unserem Körper ablaufen beteiligt. Ohne Enzyme können weder Vitamine noch Mineralstoffe oder Hormone ihre Aufgabe erfüllen. Ohne ausreichende Enzymaktivität kann die Verdauungsarbeit nicht richtig geleistet werden. Bisher sind etwa 2.000 Enzyme bekannt, aber nur von einigen Hundert kennt man die genaue Wirksamkeit. Wissenschaftler gehen davon aus, dass es bis zu 10.000 oder mehr verschiedene Enzyme gibt, die alle eine spezifische Aufgabe in unserem Körper erfüllen. Man unterscheidet Körper- oder Stoffwechselenzyme und Pflanzenenzyme. Es gibt Enzyme, die im Körper gespeichert werden und Enzyme, die erst bei Bedarf produziert werden. Die Stoffwechselenzyme werden vom Körper selber produziert. Unser Körper braucht aber eine Quelle, aus der er seine Körperenzyme herstellen kann. Enzyme sind etwas Lebendiges und unser Körper kann nichts Lebendiges aus etwas Totem produzieren, er kann keine lebendigen Stoffwechselenzyme aus toten Nahrungsmitteln herstellen. Das heißt, er braucht dazu eine lebendige Quelle und das sind unverarbeitete, unerhitzte pflanzliche Lebensmittel.

Enzymmangel

Der amerikanische Enzymforscher Dr. Edward Howell hat im Laufe seiner Forschungsarbeit festgestellt, dass jeder Mensch ein bestimmtes Enzympotential mitbringt, das im Laufe des Lebens aufgebraucht wird. Ist dieses Potential verbraucht, dann geht das Leben zu Ende. Howell vergleicht unser Enzympotential mit einem Bankkonto, das ein bestimmtes Guthaben aufweist. Wenn wir überwiegend enzymarme Kost zu uns nehmen, bedeutet das, dass wir unser Guthaben schneller aufbrauchen. Die Folge davon ist ein Verlust der Vitalität, erhöhte Krankheitsanfälligkeit und im Extremfall der Tod. Dr. Howell sagt:

„Die Lebensdauer eines Organismus verhält sich umgekehrt proportional zum Verbrauch seines Enzympotentials. Die vermehrte Zufuhr von Nahrungsenzymen bewirkt eine entsprechende Verringerung im Verbrauch des körpereigenen Enzympotentials."

Wie kann es nun zu einem Enzymmangel im Körper kommen? Vergleichen wir dazu den Verzehr von Zucker- oder Weißmehlprodukten und den Verzehr von frischem Obst und Gemüse. Wenn Sie Früchte essen, wird der Fruchtzucker in Glucose umgewandelt. Für diesen Stoffwechselvorgang benötigt der Körper Enzyme und Vitamine. Früchte enthalten Fruchtzucker, Enzyme, Vitamine, Mineralien und sekundäre Pflanzenstoffe. Der

Körper kann die Stoffwechselenzyme, die er für die Verdauung der Früchte benötigt aus den Enzymen der Früchte wieder auffüllen. Es kommt zu keinem Verlust von Enzymen.

Wenn Sie Zucker- oder Weißmehlprodukte essen, sind das Kohlenhydrate ohne Enzyme, ohne Vitamine und ohne Mineralien. Um diese Kohlenhydrate in Glucose umzuwandeln, benötigt der Körper ebenfalls Enzyme. Da der raffinierte Zucker und das Weißmehl aber keine Enzyme enthalten, kann der Körper die verbrauchten Stoffwechselenzyme nicht mehr auffüllen. Es kommt auf Dauer zu einem Verlust von Enzymen. Sie können raffinierten Zucker oder Auszugsmehl jahrelang aufbewahren ohne dass sie sich verändern oder verderben. Auch die meisten Nahrungsmittel aus dem Supermarkt sind monate- oder sogar jahrelang haltbar, weil sie keine lebendigen Enzyme mehr enthalten. Obst, Gemüse oder Nüsse können verfaulen, schimmeln oder anderweitig verderben, weil die Enzyme noch aktiv sind, weil noch Leben enthalten ist. Der Preis der langen Haltbarkeit ist der Verlust von Lebendigkeit.

Produkte mit raffiniertem Zucker oder weißem Mehl fördern die Gewichtszunahme nicht nur durch ihren hohen Energiegehalt, sondern auch dadurch, dass durch sie das Enzympotential unseres Körpers schneller aufgebraucht wird. Der Zuckerverbrauch betrug 1850 pro Person und Jahr zwischen zwei und drei Kilogramm, heute beträgt er über 36 Kilogramm. Das sind täglich etwa 100 Gramm Zucker, für dessen Umwandlung in Glucose die körpereigenen Enzym- und Vitaminreserven aufgebraucht werden.

Enzyme sind sehr empfindlich und werden beim Erhitzen auf über 45 Grad abgetötet. Deshalb gehören auch Fleisch- und Milchprodukte zu den Enzymräubern. Auch durch Chemikalien, die der Nahrung zugesetzt werden, können Enzyme inaktiv werden. Wenn wir also überwiegend industriell verarbeitete oder gekochte Nahrungsmittel essen, nehmen wir kaum lebendige Enzyme zu uns. Dadurch zwingen wir unseren Körper, seine Enzymreserven frühzeitig aufzubrauchen. Schon im Alter von etwa 30 Jahren kann es dann bei manchen Menschen zu Enzymmangel kommen. Das verschlechtert die Verdauung, beeinträchtigt bestimmte Körperfunktionen und beschleunigt den Alterungsprozess.

Max Wolf, der Begründer der modernen Enzymtherapie sagt:
„Das frühzeitige Altern mit all seinen Folgen ist im Wesentlichen auf einen Mangel an Enzymen zurückzuführen"

Anzeichen für Enzymmangel:

- Antriebslosigkeit, Müdigkeit
- Unregelmäßiger Stuhlgang
- Übergewicht (Ich esse fast nichts und nehme nicht ab)
- Schwaches Immunsystem (häufige Erkältung)
- Schlechte Wundheilung
- Ungesunde Haut

Ihr Stoffwechsel verschlechtert sich, wenn Sie über viele Jahre tote Nahrungsmittel gegessen haben und Ihr Körper dadurch nicht mehr genügend Stoffwechselenzyme zur Verfügung hat. Das macht sich nicht nur durch Gewichtszunahme bemerkbar, sondern auch durch einen

Rückgang der körperlichen Leistungsfähigkeit und einem geschwächten Immunsystem.

Wie kommt es nun durch Enzymmangel zu einer Verschlechterung des Stoffwechsels?

Die aufgenommenen Kohlenhydrate sollen durch den Stoffwechsel in Körperenergie (Glucose) umgewandelt werden. Wie wir bereits wissen, benötigt der Körper dazu Stoffwechselenzyme. Wenn er davon aber nicht genügend zur Verfügung hat, wird er nur soviel der aufgenommenen Kohlenhydrate in Glucose umwandeln, dass wir mit der Energie so einigermaßen über den Tag kommen. Den Rest der toten Nahrung wird er entweder in Körperfett einlagern oder es gelangen unverdaute Stoffe in den Dickdarm, wo sie von Darmbakterien unter Fäulnis und Gärung abgebaut werden. Das führt zu Blähungen und Bauchschmerzen.

Ist es nicht erstaunlich, dass viele Menschen über häufige Müdigkeit und Energiemangel klagen, obwohl sie energienmäßig eigentlich soviel Nahrung zu sich nehmen, dass sie damit den ganzen Tag als Holzfäller arbeiten könnten. Aber was nützt uns die aufgenommene Nahrung, wenn sie im Dickdarm verfault und nicht in Körperenergie umgewandelt wird? Voraussetzung für Vitalität und Energie ist die Fähigkeit, die aufgenommene Nahrung vollständig zu verstoffwechseln.

Entscheidend ist also nicht, wie viel Sie essen, sondern ob Sie tote Nahrungsmittel oder lebendige Lebensmittel essen. Alle industriell verarbeiteten Nahrungsmittel, auch wenn noch so viele künstliche Vitamine zugesetzt sind, sind tote Nahrungsmittel und damit Enzymräuber. Der Verbrauch solch industrieller Nahrungsmittelprodukte hat in den letzten Jahren immer mehr zugenommen. Mittlerweile kommen etwa 75 Prozent unserer Nahrung aus industrieller Produktion. Dadurch ist ein

Enzymmangel praktisch vorprogrammiert. Neben dem Mangel an Enzymen haben industriell verarbeitete Nahrungsmittel noch weitere Nachteile, die Übergewicht fördern. Sie enthalten neben großen Mengen Zucker oft viele weitere Zusatzstoffe und meistens auch Glutamat. Natriumglutamat (E621) ist mittlerweile der am häufigsten verwendete Zusatzstoff in industriell verarbeiteten Nahrungsmitteln. Es ist erwiesen, dass Glutamat das normale Sättigungsgefühl im Gehirn unterdrückt, deshalb wird dem Glutamat auch eine potentielle Ursache von Übergewicht und Fettsucht zugeschrieben. Industrielle Nahrungsmittelprodukte fördern also gleich in mehrfacher Weise Übergewicht und Fettsucht. Sie sind Enzymräuber und enthalten zudem Zusatzstoffe, die Übergewicht fördern.

Enzymkonto auffüllen

Die gute Nachricht ist, dass Sie ihr Enzymkonto jederzeit wieder auffüllen können. Um Ihren Stoffwechsel und Ihre Fettverbrennung wieder anzuregen, müssen Sie Ihrem Körper mehr lebendige, enzymreiche Lebensmittel zuführen. Das erreichen Sie ganz einfach, indem Sie viel Obst, Gemüse und Salat roh essen. Sie müssen sich nicht ausschließlich von Rohkost ernähren, sollten aber darauf achten, dass ca. die Hälfte Ihrer Nahrung aus lebendiger, unerhitzter Pflanzennahrung stammt. Raffinierter Zucker und weißes Mehl gehören zu den größten Enzym- und Vitaminräubern, deshalb sollten Sie Zucker- und Weißmehlprodukte völlig meiden. Versuchen Sie diese durch Vollkornprodukte zu ersetzen. Auch alle tierischen Nahrungsmittel (Fleisch, Wurst, Milchprodukte) werden bei der Verarbeitung oder Zubereitung erhitzt und gehören zu den toten Nahrungsmitteln. Außerdem benötigt der Körper für die Verdauung von Fleisch- und Milchprodukten wesentlich mehr Enzyme, als für die Verdauung pflanzlicher Lebensmittel. Wenn Sie trotzdem weiterhin Fleisch essen wollen, sollten Sie das auf zwei Fleischmahlzeiten pro Woche reduzieren und darauf achten, dass es von Tieren stammt, die artgerecht gefüttert und gehalten wurden.

Essen Sie Früchte, Gemüse oder Salat nie als Nachtisch, sondern immer vor erhitzten oder verarbeiteten Mahlzeiten. Nur so kann der Körper die Enzyme optimal verwerten. Außerdem essen Sie dadurch mehr lebendige, enzymreiche Lebensmittel und weniger von dem Gekochten.

Wenn Sie sich einen Tag in der Woche nur von Rohkost (Früchte, Gemüse, Salat, Nüsse) ernähren, werden Ihre Enzymspeicher schneller aufgefüllt und Ihr Immunsystem gestärkt..

Enzymquellen

Die besten Enzymlieferanten sind naturbelassenes Obst, Gemüse, Salat, Wildkräuter, Nüsse und Sprossen. Der Enzymgehalt dieser Lebensmittel kann aber sehr stark schwanken. Entscheidend ist unter anderem der Mineralgehalt des Bodens und die Sonneneinstrahlung. Pflanzen, die auf überdüngten und ausgelaugten Böden wachsen, enthalten weniger Enzyme als Pflanzen, die biologisch angebaut werden. Der Enzymgehalt ist bei vollreifen Pflanzen am höchsten, die einzige Ausnahme sind Sprossen. Durch den Keimprozess wird der Enzymgehalt von Samen, Getreide und Hülsenfrüchten stark erhöht.

Die meisten denken bei enzymreichen Früchten als

erstes an Ananas. Tropische Früchte wie Ananas, Mango, Kiwi oder Papaya gehören auch wirklich zu den enzymhaltigsten Früchten. Die Wärme und die Feuchtigkeit in den Tropen bieten diesen Früchten die idealen Wachstumsbedingungen. Die tropischen Früchte aus unseren Supermärkten werden aber bereits im unreifen Zustand geerntet und können dadurch nicht ihren vollen Enzymgehalt entwickeln. Durch die langen Transportwege und Lagerung gehen nochmals Enzyme verloren. Da Ananas kaum nachreifen, haben sie nicht annähernd den Enzymgehalt wie voll ausgereifte Früchte. Außerdem befinden sich die meisten Enzyme nicht im Fruchtfleisch sondern im mittleren Strunk der Ananas, den man zwar essen kann, der aber meistens entfernt wird.

Um sich ausreichend mit Enzymen zu versorgen braucht man keine unreifen exotischen Früchte. Natürlich gereiftes, biologisch angebautes Obst und Gemüse, ohne lange Transportwege, Beeren, Kräuter und Wildgemüse aus dem Wald sollte die Hauptquellen für unsere Enzym- und Vitaminversorgung sein. Ab und zu kann man das mit Ananas oder anderen südlichen Früchten ergänzen. Dann sollte man aber auch auf gute Qualität achten und den höheren Preis für Bioprodukte nicht scheuen.

Grüne Smoothies

Eine sehr gute Möglichkeit, sein Enzymkonto aufzufüllen und den Stoffwechsel anzuregen, sind grüne Smoothies. Das ist ein Mix aus Wildkräutern, grünem Blattgemüse, Blättern von Rote Beten, Kohlrabi, Karotten oder Radieschen, Obst und Wasser. Diese Mischung wird im Mixer püriert und enthält sehr viele Enzyme, Mineralstoffe und Vitamine. Die

Gemüseblätter enthalten sogar mehr Mikronährstoffe als das Gemüse selbst. Wildgemüse wie Löwenzahn, Vogelmiere, Wegerich oder Giersch liefern uns viele Bitterstoffe, die ebenfalls für die Verdauung wichtig sind und den Stoffwechsel anregen. Wildkräuter aus der Natur haben zudem den Vorteil, dass sie nicht gezüchtet, gedüngt oder anderweitig behandelt sind. Wenn man sie selber sammelt und gleich zu einem Smoothie mixt, besitzen sie auch noch die volle Lebenskraft und Enzymaktivität, die bei Kräutern und Blattgemüse aus dem Supermarkt durch Lagerung und Transport zum Teil verloren gegangen ist. Für Menschen, die nicht so gerne Blattgemüse oder Obst essen, ist das eine sehr gute Möglichkeit, größere Mengen an Rohkost in einer bekömmlichen und sehr schmackhaften Art zu sich zu nehmen.

Wie viel grüne Smoothies kann man am Tag trinken? Da es sich um ein vollwertiges, gesundes und extrem nährstoffdichtes Lebensmittel in Rohstoff-Qualität handelt gibt es keine Obergrenze. Die meisten Menschen sind vermutlich mit 0,5 – 1 Liter grünen Smoothies sehr gut versorgt.

Grüne Smoothies sind eine vollwertige Mahlzeit und sollten deshalb am besten morgens auf nüchternen Magen oder mindestens 2 – 3 Stunden nach der letzten Mahlzeit getrunken werden, wenn der Magen den Smoothie aufnehmen kann, außerdem sollte ein leichter Hunger vorhanden sein. Es handelt sich nicht um Wasser, sondern um flüssige, aber konzentrierte und faserstoffhaltige Nahrung.

Welche grünen Blattgemüse eignen sich für einen Smoothie?

- Wildgemüse, z. B. Löwenzahn, Vogelmiere, Melde, weißer Gänsefuß, Brennnessel, Wegerich, Giersch, Portulak, ect.
- Kräuter, z. B. Petersilie, Minze, Dill, Basilikum, Oregano, ect.
- Sprossen, z. B. von Alfalfa, Brokkoli, Sonnenblumenkernen, ect. (keine Hülsenfruchtsprossen)
- grüne Kulturgemüse, z. B. Spinat, Staudensellerie-blätter, Mangold, Grünkohlblätter, Rucola, sowie Freilandsalate
- Blätter von Karotten, Radieschen, Kohlrabi, Rote Bete, Brokkoli, Blumenkohl etc.

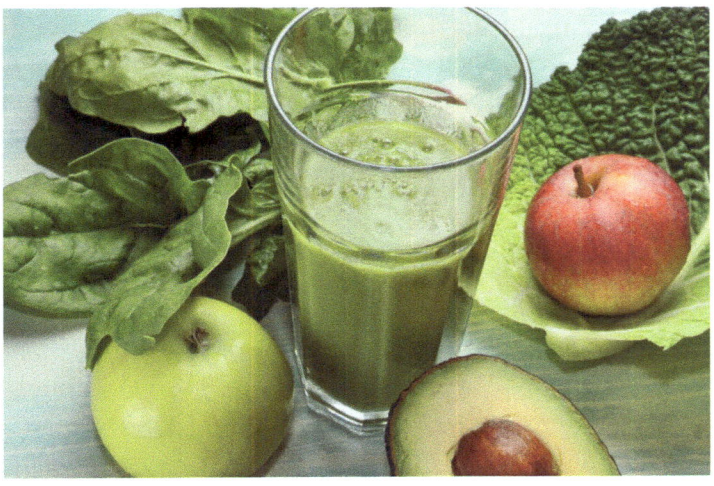

(Quelle: © Ralf Kabelitz #56882940)

Grüne Smoothies schmecken gut und enthalten viele Enzyme.

Verdauungsleukozytose

Wichtig ist, dass man Salat, Gemüse oder Obst immer vor gekochten oder verarbeiteten Speisen isst. Bereits 1930 zeigte der Schweizer Arzt Dr. Paul Kouchakoff, dass die Anzahl der Leukozyten – also die weißen Blutkörperchen – **nach dem Essen von gekochten oder industriell verarbeiteten Speisen auf das doppelte bis dreifache anstieg.** Das deutet auf eine Abwehrreaktion hin. Dieser Vorgang belastet den Körper und eine Reaktion darauf ist oft Müdigkeit nach dem Essen. Wenn wir jetzt mehrmals am Tag gekochte oder verarbeitete Nahrungsmittel essen, muss der Körper mehrmals am Tag die Anzahl der Leukozyten stark erhöhen. Bei dem Verzehr roher Lebensmittel tritt diese Reaktion nicht auf. Der Anstieg der weißen Blutkörperchen bleibt ebenfalls aus, wenn wir VOR dem gekochten Essen frisches Obst, rohes Gemüse oder Salat essen.

Dr. Brucker sagte:

„Eigentlich überlisten wir den Organismus, wenn wir Frischkost vor der gekochten Nahrung verzehren, um eine Verdauungsleukozytose zu verhindern. Der Anstieg der weißen Blutkörperchen ist ein ähnlicher Vorgang, wie er als Abwehrmaßnahme gegen Erreger beobachtet wird. Daraus kann man den Schluss ziehen, dass der Organismus gekochte Nahrung wie einen Fremdkörper betrachtet."

Angst vor Fruchtzucker

Als Kinder wurde uns noch beigebracht, dass Obst gesund ist. Seit einigen Jahren hat sich das Blatt

60

gewendet. Schuld daran ist der "gefährliche" Fruchtzucker (Fruktose). Fruchtzucker macht dick, Fruchtzucker verursacht Diabetes, Fruchtzucker kann die Entstehung einer Fettleber begünstigen. Solche Schlagzeilen und Aussagen, oft sogar von Ärzten, führten dazu, dass immer mehr Menschen regelrecht Angst davor haben regelmäßig Obst zu essen. Wie konnte Fruchtzucker so in Verruf geraten und warum hält sich der Mythos so stark, dass Obst dick machen könnte? Das Problem ist allerdings nicht das Obst, sondern industrielle Nahrungsprodukte und Getränke, denen Fruchtzucker zugesetzt ist. In der Nahrungsmittelindustrie ist Fruchtzucker sehr beliebt, da er billig herstellbar und fast doppelt so süß wie herkömmlicher Zucker ist. Fruchtzucker wird meistens als Glukose-Fruktose-Sirup zum süßen von Limonaden, Energiedrinks, Süßwaren und vielen anderen industriell hergestellten Nahrungsmitteln verwendet.

Es ist aber ein großer Unterschied, ob wir Fruchtzucker aus Getränken und Süßigkeiten oder aus ganzen Früchten zu uns nehmen. Im Obst kommt Fruchtzucker nie isoliert vor, sondern ist immer in Verbindung mit Ballaststoffen, Vitaminen, Mineralien und sekundären Pflanzenstoffen. Dadurch kann der Körper den Fruchtzucker nicht so schnell aufnehmen. Vor allem durch Getränke, die mit Fruchtzucker gesüßt sind, kann man in sehr kurzer Zeit wesentlich mehr Fruchtzucker zu sich nehmen als durch den Verzehr von Obst, was dann auch zu gesundheitlichen Problemen führen kann. Im Gegensatz dazu, brauchen Sie sich beim Verzehr von frischem Obst und Gemüse keine Gedanken über ein zu viel an Fruchtzucker machen.

Omega-3- und Omega-6-Fettsäuren

In den 1980er Jahren wurde von den Medien die Devise verbreitet: „Fett macht fett" und das sitzt bis heute in den Köpfen vieler Menschen. Vor allem für die, die abnehmen wollen und auch leider für viele Sportler ist Fett immer noch ein rotes Tuch. Die Nahrungsmittelindustrie ist natürlich auch auf diesen Zug aufgesprungen und produzierte immer mehr fettreduzierte oder sogar fettfreie Nahrungsmittel. Dieses Angebot ist mittlerweile so groß wie nie zuvor – genauso wie die Zahl übergewichtiger Menschen. Es ist richtig, dass bestimmte Fette uns fett machen und unserer Gesundheit schaden. Das sind vor allem gesättigte Fettsäuren aus tierischen Produkten und Transfettsäuren, die bei der industriellen Härtung pflanzlicher Öle entstehen und z.b. in Chips, Pommes, vielen Fertigbackwaren und frittierten Nahrungsmitteln enthalten sind. Diese Fette sollten, so gut es geht, gemieden werden. Es gibt aber auch Fette, die für unseren Körper essentiell sind und mit der Nahrung zugeführt werden müssen. Diese Fette können uns nicht nur vor Herz-Kreislauf-Erkrankungen schützen, sie sind laut neuesten wissenschaftlichen Erkenntnissen enorm wichtig für unser Gehirn, sie regen sogar die Fettverbrennung im Körper an und helfen uns dadurch Körperfett zu verlieren.
Einen ganz besonderen Stellenwert haben dabei die
Omega-3- und Omega-6-Fettsäuren

Omega-3- und Omega-6-Fettsäuren gehören zu den mehrfach ungesättigten Fettsäuren. Beide sind essentielle Fettsäuren, das heißt, der Körper kann sie nicht selber produzieren, sie müssen mit der Nahrung zugeführt werden. Diese beiden Fettsäuren konkurrieren ständig in unserem Körper, da sie gegensätzliche

Aufgaben erfüllen.

Omega-6-Fettsäuren fördern die Fetteinlagerung, stimulieren die Produktion von Fettzellen, sie beeinflussen die Stabilität der Zellmembranen und fördern Gerinnungs- und Entzündungsprozesse zum Schutz vor äußeren Angriffen. Die Omega-3-Fettsäuren unterstützen den Aufbau des Nervensystems, sie halten die Zellmembran flexibel und wirken Entzündungen und der Bildung von Fettzellen entgegen. Außerdem verbessern sie die Verformbarkeit der roten Blutkörperchen, wodurch wiederum die Fließeigenschaften des Blutes verbessert wird. Wie das Verhältnis dieser beiden Fettsäuren in unserem Körper aussieht, hängt von unserer Ernährung ab. Das ideale Verhältnis von Omega-6- zu Omega-3-Fettsäuren liegt bei 1 : 1 bis 5 : 1. Die Muttermilch hat ein Omega-6 zu Omega-3-erhältnis von 2 : 1 bis 1 : 1. In der Zeit vor der industriellen Nahrungsmittelproduktion und der Massentierhaltung lag das Verhältnis in unserer Ernährung bei etwa 2 : 1.

Durch verschiedene Faktoren hat sich dieses Verhältnis in den letzten 60 Jahren aber immer mehr in Richtung Omega-6 verschoben und beträgt heute oft 20 -25 : 1.

Ein Grund für diese Entwicklung liegt in der Haltung und Fütterung von Nutztieren.

Wenn Kühe auf der Weide gehalten werden, ernähren sie sich nur von Gras. Besonders das junge Gras im Frühjahr, sowie Kräuter enthalten besonders viel Omega-3-Fettsäuren. Dadurch enthält auch die Milch, der Käse oder die Butter dieser Kühe mehr Omega-3-Fettsäuren. Diese Fettsäuren, die die Tiere mit ihrer Nahrung aufnehmen, sind auch in ihrem Fleisch enthalten. Es liegt in einem ausgeglichenem Omega-6- zu Omega-3-Verhältnis von etwa 2,5 : 1 vor.

In den letzten 50 Jahren wurde aber immer mehr von der Weidehaltung zur Intensivhaltung gewechselt. Um die Milchproduktion zu erhöhen und die Gewichtszunahme der Tiere zu beschleunigen, wurde immer mehr Mais, Soja und Weizen gefüttert. Diese Getreidesorten enthalten aber kaum Omega-3-Fettsäuren, sondern viel Omega-6-Fettsäuren.

Omega-6- zu Omega-3-Verhältnis:

Weizen	14 : 1
Soja	10,5 : 1
Mais	29 : 1

Dadurch verschiebt sich das Omega-6- zu Omega-3-Verhältnis in der Milch und im Fleisch dieser Tiere auf etwa 15 : 1

Seit Urzeiten war Heu das Futter in den Wintermonaten. Erst seit Mitte des 20. Jahrhunderts wird verstärkt Gärfutter – Silage anstelle von Heu verfüttert.

Während 1970 der Anteil von Heu in Österreich noch 78 Prozent betrug, waren es im Jahr 2000 nur noch 34 Prozent.

(BUCHGRABER und andere, 2003)

In den letzten Jahren wurde der Einfluss dieser Fütterung auch international verstärkt untersucht (Schweiz, Finnland, Deutschland).

Alle Berichte zeigen folgende Einflussfaktoren:

> Je mehr **Grünfutter**, um so höherer Gehalt an Omega-3-Fettsäuren (ALA)
> Je mehr **Maissilage**, um so niedrigerer Gehalt an Omega-3-Fettsäuren (ALA)
> Je mehr **Kraftfutter**, um so niedrigerer Gehalt an Omega-3-Fettsäuren (ALA)

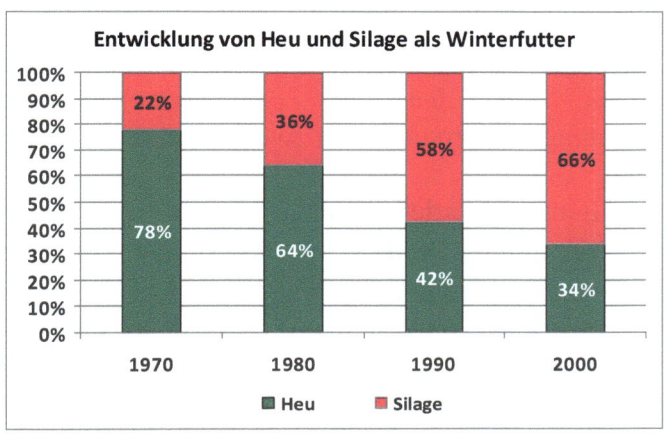

(Quelle: Nach Buchgraber und Mitbeiter, 9 Alpenländ. Expertenforum 2003)

Grünfuttermenge pro Tag

Omega-3- und Omega-6-Fettsäuren in der Milch von Kühen aus Weidehaltung (links) verglichen mit Kühen, die überwiegend mit Mais und Soja gefüttert werden (rechts).

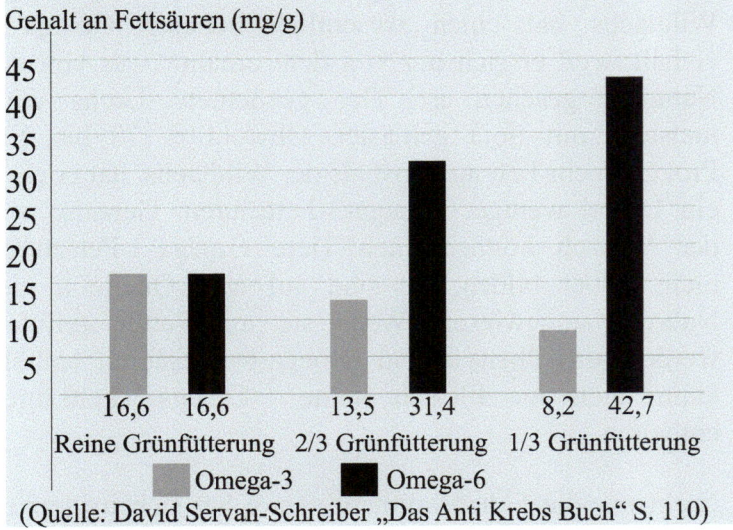

(Quelle: David Servan-Schreiber „Das Anti Krebs Buch" S. 110)

Während das Fleisch und die Milch von frei lebenden Büffeln noch etwa 30 Prozent Omega-3-Fette enthält, sind es bei den so genannten modernen Hochleistungsrindern nur noch zwei Prozent.

Auch Hühner werden heute, vor allem bei der Massentierhaltung, anders gefüttert als es ihrer artgerechten Ernährung entspricht. Dr. Artemis Simopoulos leitete die Forschungsabteilung am National Institute of Health. In einer Studie, die im New England Journal of Medicine erschien, hat sie nachgewiesen, dass die Eier von Hühnern, die mit Mais gefüttert werden (die heute gängige Praxis) ein Omega-6 zu Omega-3-Verhältnis von 19,4 : 1 hatten. Die Eier von Hühnern vom griechischen Bauernhof, wo Dr. Artemis Simopoulos aufgewachsen ist, haben dagegen ein Verhältnis der Fettsäuren Omega-6 zu Omega-3 von 1,3 : 1.

Ähnlich verhält es sich auch beim Lachs, der für seinen hohen Gehalt an Omega-3-Fettsäuren bekannt ist. Wildlachs hat einen wesentlich höheren Omega-3-Gehalt, weil er sich nur von dem ernährt, was von der Natur vorgesehen ist. Der gezüchtete Lachs wird meistens mit Soja gemästet. Obwohl er 70 bis 200 Prozent mehr Fett aufweist als der Wildlachs, hat er etwa ein Drittel weniger Omega-3-Fettsäuren. Genauso wie der Mensch können auch Tiere Omega-3-Fettsäuren nicht selber bilden, sie sind auf eine Quelle in der Nahrung angewiesen. Wenn sie mit Futter gefüttert werden, das überwiegend Omega-6-Fettsäuren enthält, kann auch ihr Fleisch keine Omega-3-Fettsäuren enthalten.

Nicht nur die Fettzusammensetzung hat sich im letzten halben Jahrhundert stark verändert, sondern auch der

Fleischkonsum hat in diesem Zeitraum drastisch zugenommen. Im Jahr 1950 lag der pro Kopf Fleischkonsum in Deutschland bei 26,2 Kilogramm. Bis 2009 erhöhte sich dieser auf 62 Kilogramm jährlich (Österreich 67 Kilogramm). Das heißt, die Menschen haben 1950 ca. 26 Kilogramm Fleisch mit einem idealen Verhältnis Omega-6- zu Omega-3-Fettsäuren von 2,5 : 1 gegessen. Heute essen sie ca. 62 Kilogramm Fleisch pro Jahr, bei dem sich das Verhältnis Omega-6 zu Omega-3 auf etwa 15 : 1 verschoben hat. Auch wenn Sie nicht mehr Fleisch und Milchprodukte essen würden als Ihre Großeltern, so gibt es trotzdem einen gewaltigen Unterschied. Die Tiere, die Ihre Großeltern gegessen haben, wurden meistens noch artgerecht gefüttert. Heute kommen über 90 Prozent des verzehrten Fleisches und der Milchprodukte aus der Massentierhaltung. Dort werden die Tiere aber hauptsächlich mit Mais, Soja und Getreide gefüttert, um die Gewichtszunahme zu beschleunigen. Deshalb hat dieses Fleisch eine ganz andere Wirkung auf Ihr Körpergewicht und Ihre Gesundheit als das Fleisch, das ihre Großeltern gegessen haben. Man kann eben nicht erwarten, dass das Gleiche heraus kommt, wenn man etwas anderes reinsteckt.

Überlegen Sie einmal – diese Tiere werden heute mit Mais, Soja und Getreide gefüttert, damit sie schneller zunehmen. Sie essen dieses Fleisch und die Milchprodukte und dann wundern Sie sich, wenn Sie auch zunehmen.

Ein zweiter Grund für die zunehmende Produktion von Omega-6-Pflanzenölen für den menschlichen Verzehr, ist die industrielle Verarbeitung von Nahrungsmitteln, die im letzten halben Jahrhundert stark gestiegen ist. Gleichzeitig wurden die Omega-3-Fettsäuren immer mehr verdrängt. Sie sind in der Nahrungsmittelindustrie unerwünscht, weil sie nicht so lange haltbar sind.

Produktion von Omega-6-Pflanzenölen für den menschlichen Verzehr im 20. Jahrhundert (kg pro Person und Jahr)

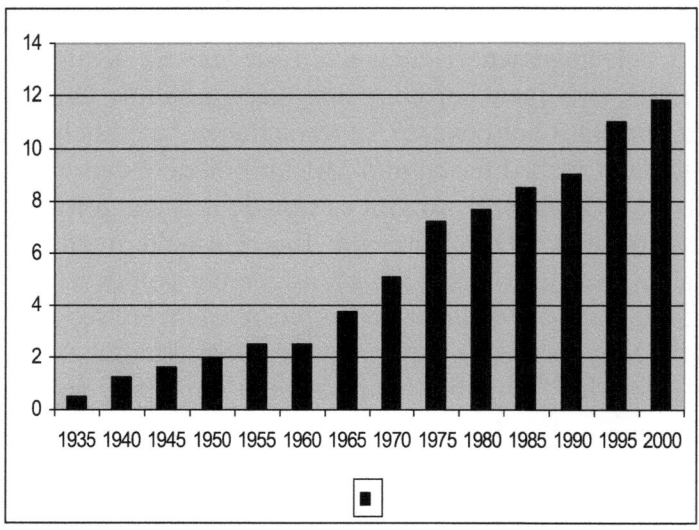

(Qu elle: David Servan-Schreiber „Das Anti Krebs Buch" Seite 114)

Auch der Anbau von Pflanzen hat sich in den letzten 150 Jahren stark verändert. In Frankreich wurde 1850 auf mehr als 1 Million Hektar Lein angebaut, im Jahr 2000 waren es nur noch 15000 Hektar. Lein ist die Pflanze mit dem höchsten Gehalt an Omega-3-Fettsäuren. Leinöl enthält ca. 56 bis 58 Prozent Omega-3-Fettsäuren. Heute wird weltweit überwiegend Mais und Soja angebaut, die hauptsächlich Omega-6-Fettsäuren enthalten (Omega-6- zu Omega-3-Verhältnis von Mais 29 : 1).
Diese Umstände haben dazu geführt, dass wir vom idealen Omega-6- zu Omega-3-Verhältnis von 1 : 1 bis 5 : 1 weit entfernt sind, es hat sich in den letzten

Jahren immer mehr in Richtung Omega-6 verschoben und beträgt heute 20 : 1 bis 25 : 1. Für unser Körpergewicht und unsere Gesundheit ist aber das Verhältnis der aufgenommenen Fette von größerer Bedeutung als die Menge. Es macht wenig Sinn, die Fett- oder Kalorienaufnahme zu reduzieren, wenn das Verhältnis Omega-6- zu Omega-3-Fettsäuren stark in Richtung Omega-6 verschoben ist.

Auch hier gilt wieder: die Qualität unserer Nahrung ist wesentlich entscheidender als die Quantität. Das zeigt sich sehr deutlich im folgendem Beispiel.

Das amerikanische Paradox

In den Jahren 1976 bis 2000 reduzierten die Amerikaner ihren Fettkonsum um 11 Prozent und die durchschnittliche Kalorienaufnahme um 4 Prozent. Trotzdem ist der Anteil der Fettleibigen im gleichen Zeitraum massiv gestiegen, und zwar um 31 Prozent. Dieses sogenannte „amerikanische Paradox" – die Zahl der Fettleibigen steigt, obwohl der Fettkonsum zurückgeht – tritt jedoch nicht nur in den USA auf, sondern auch in Europa. Ein Team französischer Wissenschaftler konnte das Rätsel um das amerikanische Paradox schließlich lösen. Allgemein erklärt man die wachsende Zahl der Übergewichtigen mit dem Konsum von Fastfood und mangelnder Bewegung, doch die Wissenschaftler entdeckten noch einen anderen entscheidenden Faktor:
In den USA verdoppelte sich von 1970 bis 1990 das Fettgewebe bei Kindern unter einem Jahr.
In diesem Alter kann man aber die Schuld nicht McDonald's geben, Snacks und Süßigkeiten, dem

Fernsehen oder mangelnder Bewegung.
Die Babys werden nicht gemästet. Sie erhalten die gleiche Menge Milch, sei es nun in Form von Muttermilch oder Babynahrung. Die französischen Wissenschaftler fanden heraus, dass die veränderte Zusammensetzung der Milch seit 1950 für die Fettleibigkeit bei Kindern verantwortlich ist. Dieses Ungleichgewicht der Fettsäuren wirkt sich auf das Wachstum von Fettgewebe und Krebszellen aus.
(Quelle: David Servan Schreiber „Das Anti Krebs Buch" Seite 106)

Durch das Überangebot von Omega-6-Fettsäuren wird die Produktion von Fettzellen im Körper angeregt. Omega-6-Fettsäuren enthalten essentielle Botenstoffe, welche die Zellbildung stimulieren, auch die Bildung von Fettzellen. Das ist im Grunde nichts Schlechtes, im Gegenteil, es ist eine wichtige Funktion in unserem Körper. Wenn allerdings ein ständiges Überangebot an Omega-6-Fettsäuren besteht und die Omega-3-Fettsäuren als Gegenspieler fehlen, kann es zu Schwellungen, zu Tumoren und eben auch zu vermehrter Fettzellenbildung kommen. Wenn man dann noch etwas mehr isst, können sich diese Fettzellen sehr leicht füllen. Das wird ebenfalls durch die Omega-6-Fettsäuren begünstigt, da diese den Übergang der Fettsäuren aus dem Blut in die Zellen erleichtern. Auch hier wirken die Omega-3-Fettsäuren als Gegenspieler, da sie dafür sorgen, dass Nährstoffe eher zur Energiegewinnung verbrannt, als im Körperfett gespeichert zu werden. Außerdem verringern sie die Fetteinlagerung, indem sie Enzyme bremsen, die Zucker in Fett umwandeln.

Omega-3-Fettsäuren

Die wichtigsten Omega-3-Fettsäuren sind die Alpha-Linolensäure (ALA), die Eikosapentaensäure (EPA) und die Docosahexaensäure (DHA). Am biologisch aktivsten sind EPA und DHA. Sie sind reichlich in speziellen Mikroalgen enthalten und in Kaltwasserfischen (Lachs, Hering, Thunfisch, Makrele), die diese Algen fressen. EPA ist wichtig für die Regulation von Entzündungen, für die Herzfunktion und die Regelung des Blutdrucks. DHA fördert die Leistungsfähigkeit des Gehirns, der Sehkraft und ist wichtig für die Gesundheit der Nerven. Da die Omega-3-Fettsäuren Eikosapenthaensäure (EPA) und Docosahexaensäure (DHA) nur in Kaltwasserfischen direkt vorkommen, wird von Gesundheitsorganisationen empfohlen, zweimal pro Woche Fisch zu essen, um die Versorgung mit Omega-3-Fettsäuren sicher zu stellen. Diese Empfehlung war vor 50 Jahren vielleicht richtig. Durch die Verschmutzung der Meere mit Chemikalien und Quecksilber sind die Fische aber immer mehr belastet. Auch wegen der immer geringer werdenden Fischbestände kann diese Empfehlung heute nicht mehr gegeben werden.

Süddeutsche.de schreibt am 22. Mai 2010:
„Die Quecksilberbelastung sei bereits so hoch, dass vor allem Kinder und Frauen im gebärfähigen Alter durch das giftige Schwermetall gefährdet seien. (...)
Das Schwermetall reichert sich in Form von Methylquecksilber – einer Verbindung, die etwa hundertmal so giftig ist wie gewöhnliches Quecksilber – insbesondere in Fettfischen an und gelangt so in die Nahrungskette. Dadurch ist bereits das Überleben lokaler Fischpopulationen gefährdet.

Beim Menschen wurde nachgewiesen, dass Quecksilber den Fötus schädigt und das Risiko für Herz-Kreislauf-Erkrankungen erhöhen kann. (...)

„Der Verzehr von Fisch und anderen Meerestieren ist die einzige Gefahr für den Menschen, Methylquecksilber mit der Nahrung aufzunehmen. "
(New England Journal of Medicine 2003)

In pflanzlichen Lebensmitteln ist nur die Alpha-Linolensäure enthalten. Diese Fettsäure ist für unseren Körper lebenswichtig, aus ihr kann er die Fettsäuren EPA und DHA herstellen. Die Umwandlung erfolgt aber nur in geringer Menge. Es werden zwischen fünf und zehn Prozent der Alpha-Linolensäure in EPA und ein bis vier Prozent in DHA umgewandelt. Die Herstellung von EPA und DHA im menschlichen Körper funktioniert umso schlechter, je höher der Anteil der Omega-6-Fettsäuren in der Nahrung ist.
Die einzige pflanzliche Quelle, in der die langkettigen Omega-3-Fettsäuren EPA und DHA direkt vorkommen, ist Algenöl.

Fettstoffwechselenzym Delta 6-Desaturase

Damit der Körper Fettsäuren verwerten kann, benötigt er wieder Enzyme. Für den Stoffwechsel von Omega-3- und Omega-6-Fettsäuren ist das Enzym Delta 6-Desaturase zuständig. Das heißt, beide Fettsäuren benötigen das gleiche Enzym, um vom Körper aufgenommen zu werden. Ist nun ein Übermaß an Omega-6-Fettsäuren vorhanden, können die Omega-3-Fettsäuren vom Körper nicht so gut verwertet werden, weil dazu das gleiche Enzym benötigt wird. Es genügt also nicht, einfach nur mehr Omega-3-Fettsäuren zu sich zu nehmen. Genauso wichtig ist es, gleichzeitig die Aufnahme von Omega-6-Fettsäuren und gesättigten Fetten zu reduzieren. Das erreicht man durch:

Mehr von:	Weniger von:
Algenöl	Sonnenblumenöl
Leinöl	Distelöl
Leindotteröl	Maiskeimöl
Hanföl	Fleisch und Milchprodukte
Rapsöl	aus Massentierhaltung
Walnüsse	industriell verarbeitete
Leinsamen	Nahrungsmittel
Chia-Samen	

Das Enzym Delta 6-Desaturase wird vom Körper selbst hergestellt. Die Produktion des Enzyms kann aber durch verschiedene Faktoren eingeschränkt werden, was dann zu Fettstoffwechselstörungen führt.

Die Enzymbildung von Delta 6-Desaturase kann durch folgende Faktoren blockiert werden:

- Erhöhte Zufuhr gesättigter Fette
- Konservierungsstoffe
- Chronischer Alkoholkonsum
- Hoher Nikotinkonsum
- Toxische Belastungen
- Antibiotika

- Schmerzmittel

- Chronischer Stress

- Bewegungsmangel

Seit den 1970er-Jahren haben chronische Entzündungserkrankungen, vor allem in den Industrienationen, stark zugenommen. Eine Ursache für diese Entwicklung liegt sicher auch in unserer Ernährungsweise. Durch eine Ernährung mit immer mehr Omega-6 und immer weniger Omega-3-Fettsäuren wird die Anfälligkeit des Körpers für Entzündungen stark erhöht. Dass ein ausgewogenes Verhältnis von Omega-6- und Omega-3-Fettsäuren vor Herz-Kreislauf-Erkrankungen schützt, wurde schon in vielen Studien nachgewiesen. Neueste wissenschaftliche Untersuchungen kamen jetzt zu dem Ergebnis, dass die Omega-3-Konzentration im Blut und im Gehirn von Alzheimer-Patienten und bei depressiven Personen wesentlich geringer ist als bei Gesunden. Dass die Omega-3-Fettsäuren etwa 60 Prozent der neuronalen Membran ausmachen und besonders in den synaptischen Membranen angereichert sind, zeigt, wie wichtig diese Fettsäure für das Gehirn ist. Omega-3-Fettsäuren verbessern die Verformbarkeit der roten Blutkörperchen, wodurch sich die Fließeigenschaft des Blutes und dadurch auch die Durchblutung des ganzen Körpers verbessert. Eine bessere Durchblutung bedeutet immer auch eine bessere Nährstoff- und Sauerstoffversorgung, was wiederum eine vorbeugende Wirkung auf Herz-Kreislauf-Erkrankungen haben kann.

Dr. Peter Singer, Internist und Biochemiker, über Omega-3-Fettsäuren:

„Omega-3-Fettsäuren sind lebenswichtige Nährstoffe,

die wir regelmäßig – wie Vitamine – aufnehmen müssen. Sie werden bereits für die Entwicklung des Gehirns und der Sehfunktion des Ungeborenen benötigt, deshalb ist eine gute Versorgung mit Omega-3-Fettsäuren schon während der Schwangerschaft wichtig. Auch ihre Wirkung bei Erwachsenen ist äußerst vielfältig. Sie halten Herz und Blutgefäße gesund und schützen vor Herzinfarkt. Sie lindern entzündliche Erkrankungen wie z. B. Rheuma und Neurodermitis und können wahrscheinlich auch die Entwicklung von Demenz im Alter abschwächen."

(Quelle: https://ak-omega-3.de/2012/11/haeufig-gestellte-fragen-zu-omega-3-fettsaeuren-beantwortet-von-dr-peter-singer-2)/

Hans-Ulrich Grimm schreibt in „Die Ernährungslüge" über die Omega-3-Fettsäuren:

Vermutlich sind diese Fette aber die wichtigste Substanz für das Gehirn.
„Wenn wir zu wenig Omega-3-Fettsäuren zu uns nehmen, sind die Folgen verheerend", sagt Crawford. „ Die Kapazität des Gehirns nimmt nicht mehr zu, sondern ab." Von diesen wichtigen Baustoffen fürs Gehirn nehmen die Menschen aber immer weniger zu sich – eine verhängnisvolle Entwicklung, wie Crawford meint. Der Rückgang beim Verzehr dieser Fette gehe Hand in Hand mit einem Aufschwung von Funktionsstörungen unseres Gehirns, einer Zunahme mentaler Erkrankungen und niedrigeren Intelligenzquotienten.
Was überwiegend verzehrt wird, ist das ungesunde Fett, etwa in Hamburgern: „Ganze Generationen von Kindern leben überwiegend von Junk Food", klagt der britische Gehirnforscher Basant Puri vom Londoner Hammersmith Hospital. „Und es ist furchtbar, wenn

man sich vorstellt, was sie in ihrem Gehirn damit anrichten. Fettiges Fastfood-Essen verursacht nicht nur einen Mangel, sondern ist definitiv giftig für das Gehirn".

(Hans Ulrich-Grimm „Die Ernährungslüge" Seite 27

Omega-6-Fettsäuren und Krebsrisiko

Seit über 100 Jahren nehmen Krebserkrankungen ständig zu. Laut WHO wird dieser Trend auch in den nächsten Jahren anhalten und sich möglicherweise sogar noch verstärken. Mittlerweile erkranken auch immer mehr Menschen unter 50 Jahren an Krebs. Der überwiegende Teil der Krebsfälle wird durch falsche Ernährung, Rauchen und Bewegungsmangel verursacht.
Alleine durch Nichtrauchen und vermeiden von Ernährungsfehlern könnten wir Krebserkrankungen um etwa zwei Drittel reduzieren.

Krebsfördernde Faktoren

Ernährungsfehler	30 – 40 %
Rauchen	30 %
Viren, Infektionskrankheiten	10 %
Schadstoffe am Arbeitsplatz	4 %
Alkohol	3 %
Natürliche radioaktive Strahlen, UV-Licht	3 %
Umweltverschmutzung	2 %
Lebensmittelzusätze	1 %
Therapien (Strahlen, Medikamente)	1 %

(Quelle: satt, schlank, gesund Dr. Detlef Pape - Dr. Rudolf Schwarz - Helmut Gillessen Deutscher Ärzte-Verlag Seite 103)

Ein Grund für das ständig steigende Krebsrisiko kann in dem veränderte Omega-6- zu Omeega-3-Verhältnis liegen. Wie wir gesehen haben, hat sich dieses Verhältnis seit Mitte des letzten Jahrhunderts immer mehr in Richtung Omega-6 verschoben. Diese Veränderung ist aber so schleichend abgelaufen, dass sie den meisten Menschen gar nicht bewusst ist..

Omega 6	**Omega 3**
Fördert Entzündungen	Hemmung von Entzündungen
Fördert Blutgerinnung	Blutverflüssigung
Fördert das Wachstum	Hemmung des Zellwachstums
von Fettzellen und die	Wirkt der Einlagerung von
Speicherung von Körperfett	Körperfett entgegen
Fördert das Wachstum	
von Krebszellen	

Omega-6-Fettsäuren fördern Entzündungen und das Wachstum von Krebszellen, während Omega-3-Fettsäuren dem entgegenwirken.

1950 verzehrten die Menschen durchschnittlich 26,2 kg Fleisch pro Jahr, dessen Omega-6- zu Omega-3-Verhältnis bei etwa 2,5 : 1 lag.

2009 verzehrten die Menschen durchschnittlich 62 kg Fleisch pro Jahr, dessen Omega-6- zu Omega-3-Verhältnis bei etwa 15 : 1 lag.

1935 lag die Produktion von Omega-6-Pflanzenölen für den menschlichen Verzehr bei unter einem Kilogramm pro Person und Jahr.

2000 lag die Produktion von Omega-6-Pflanzenölen für den menschlichen Verzehr bei fast 12 Kilogramm pro Person und Jahr.

1930 starb von 8 Personen einer an Krebs.

1984 starb von 4 Personen einer an Krebs

2000 starb von 3 Personen einer an Krebs.

Der Wechsel von Grünfutter zu einer Mais-Soja-Mischung hat noch eine weitere unangenehme Nebenwirkung. Einer der wenigen Bestandteile unserer Ernährung, der aus tierischer Quelle stammt und eine mögliche krebsschützende Wirkung hat, ist eine Fettsäure namens konjugierte Linolsäure (CLA). Das Team von Professor Philippe Bougnoux vom französischen Institut für Agrarforschung in Tours zählte mit zu den Ersten, die Belege für die Rolle der CLA bei der Bekämpfung des Tumorwachstums erbrachten. CLA befindet sich im Käse, aber nur, wenn die Milch von Kühen stammt, die Grünfutter erhalten haben. Durch die veränderte Fütterung von Kühen, Ziegen und Schafen haben wir den einzigen Krebsschutzfaktor beseitigt, den uns diese Tiere lieferten.

Die gesundheitlichen Auswirkungen von CLA

- Antioxidativ und antikarzinogen (Schutz vor Krebs und Herz-Kreislauf-Erkrankungen)
- Reduktion des Körperfettanteils bei gleichzeitiger Erhöhung des Muskelanteils
- Verbesserung der Cholesterinwerte

CLA-Aufnahme durch Käse (mg)

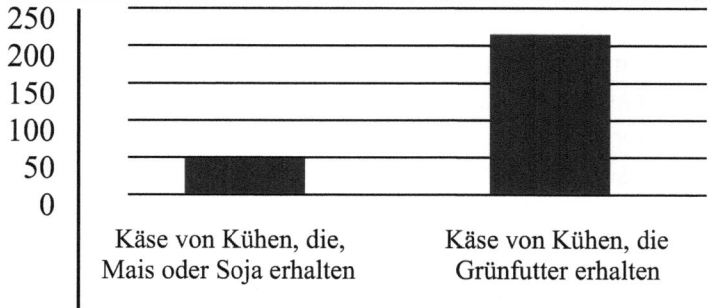

Die Konzentration konjugierter Linolsäure (die das Tumorwachstum verlangsamen kann) in Käse aus der Milch von Kühen, die mit Mais und Soja gefüttert wurden und von Kühen, die Grünfutter erhielten. (Quelle: David Servan-Schreiber „Das Anti Krebs Buch" S. 111)

Konjugierte Linolsäure entsteht im Magen von Wiederkäuer, aber nur, wenn sie mit Grünfutter gefüttert werden.

Wie naiv muss der Mensch doch sein, wenn er glaubt, er könne Tiere nicht artgerecht halten, sie artfremd füttern und dann deren Milch, Eier und Fleisch verzehren, ohne dass es Auswirkungen auf seine Gesundheit hätte?

Vollkorn

„Wir haben hier eine Luxusgesellschaft, die aber meistens mangelernährt ist." (Sarah Wiener)

Seit Menschengedenken diente das volle Korn, mit all seinen gesundheitlichen Vorteilen aber auch verarbeitungstechnischen Nachteilen als Basis der Ernährung. Dabei wurde das ganze Getreidekorn zu Mehl verarbeitet, wodurch das Mehl sämtliche Bestandteile des Getreidekorns enthielt. Der Nachteil ist die begrenzte Haltbarkeit der Vollkornmehle. Die im Keim enthaltenen ungesättigten Fettsäuren oxidieren, das heißt, sie reagieren chemisch mit dem Sauerstoff der Luft. Das Mehl wird dabei ungenießbar (ranzig). Im Jahr 1876 entdeckte ein Schweizer Müller, dass das Mehl nicht mehr ranzig wurde, wenn man den ölhaltigen Kern und die Randschichten des Getreidekorns entfernte.
Man entwickelte einen Vorgang, den man Raffinieren nennt, um diesem wirtschaftlichen Nachteil der geringen Haltbarkeit zuvorzukommen.
Die Dreiergemeinschaft des Getreidekorns wird aufgespalten, die Schalen und Randschichten vom Korn abgetrennt, der Keim wird ebenfalls entfernt und übrig bleibt nur der stärkehaltige Kern – eine lang haltbare,

aber tote Konserve. Das war zwar ein großer technischer Fortschritt, da man jetzt große Mengen an Mehl auch lange Zeit auf Vorrat lagern konnte. Erst sehr viel später erkannte man, dass dieser technische Fortschritt für die Gesundheit der Menschen ein großer Rückschritt war.

Brot wird heutzutage zu 98 Prozent aus minderwertigen Auszugsmehlen hergestellt, die uns tatsächlich früher oder später krank werden lassen. Den Auszugsmehlen fehlen die wichtigen Vitalstoffe, die für den reibungslosen Stoffwechsel des Menschen, d. h. für die Gesunderhaltung, notwendig sind.

Durch den Raffinierungsprozess wird ein ursprüngliches hochwertiges Lebensmittel zu einem toten Nahrungsmittel degradiert, bei erhaltenem kalorieschen Füllwert aber ohne biologischem Vollwert. Auf dem Weg vom vollen Korn zum Auszugsmehl gehen gut 80 Prozent des ursprünglich im Korn enthaltenen Magnesiums, 60 Prozent des Kalziums, über 70 Prozent des Kaliums, des Eisen und Phosphors, 90 Prozent Vitamin E und Vitamin B1, 60 Prozent Ballaststoffe, gut 60 Prozent des Kupfers und 40 Prozent des Chroms verloren.

Weißes Mehl liefert dem Körper aber nicht nur wesentlich weniger Vitamine, Mineralstoffe, Ballaststoffe und Vitalstoffe, sondern es raubt ihm sogar noch Vitamine. Unser Körper kann Kohlehydrate nur in Verbindung mit Vitaminen des B-Komplexes abbauen. Mit dem Getreidekeim entfernte man weitestgehend das für den Kohlehydratstoffwechsel und für das Funktionieren des Nervensystems unentbehrliche Vitamin B1.

Vitamin B1, auch Thiamin genannt, ist wichtig für einen normalen Energiestoffwechsel und damit für die Versorgung von Nerven, Herz, Gehirn und Muskeln sowie eine normale psychische Funktion. Da das

Vitamine B1 im raffinierten Mehl nicht mehr enthalten ist, muss unser Organismus auf körpereigene Reserven zurückgreifen. Das Vitamin B1 gehört zu der Gruppe der wasserlöslichen B-Vitamine und kann deshalb im Körper nicht lange gespeichert werden. Eine regelmäßige Aufnahme des Vitamin B1 über die Nahrung ist unbedingt erforderlich. Hauptlieferant für das Vitamin B1 sind Vollkornprodukte wie Vollkornbrot, Naturreis und Vollkornnudeln, Müsli, Kartoffeln, Hülsenfrüchte. Kein anderes Lebensmittel enthält so viel Vitamin B1 auf so kleinem Raum wie der Getreidekeim. Das heißt, dass der Keim der Hauptlieferant für das Vitamin B1 in der menschlichen Nahrung ist und dass es kaum gelingt, den Bedarf an diesem Vitamin ohne Vollgetreide in der Ernährung ausreichend zu decken.

Vitamin B1 ist wichtig für:

- das psychische Wohlergehen
- die körperliche Verfassung und Konstitution
- die gesunde Funktion des zentralen Nervensystems
- die Umwandlung von Kohlenhydraten in Energie
- die Konzentrationsförderung

Ein weiterer gesundheitlicher Nachteil des Raffinierungsprozesses ist der Verlust von Ballaststoffen.

Ballaststoffe

Ballaststoffe sind Bestandteile pflanzlicher Zellen, die durch die Verdauungsenzyme des menschlichen Dünndarms nicht abgebaut werden können. Ballaststoffe kommen nur in pflanzlichen Lebensmitteln vor und sind vor allem in Vollkornprodukten, Gemüse, Obst, Hülsenfrüchten und Nüssen enthalten. Erst vor wenigen Jahren wurde die positive Wirkung der vorher für den Menschen als nutzlos angesehenen Ballaststoffe entdeckt. Die Ballaststoffaufnahme betrug 1880 noch über 100 Gramm pro Tag, heute sind es im Durchschnitt nur noch etwa 15 Gramm pro Tag. Diese stark verarbeitete, ballaststoffarme Ernährung stellt ein großes Risiko dar, an Dickdarmkrebs zu erkranken. Jährlich erkranken in Deutschland immerhin ca. 32.000 Männer und 26.000 Frauen an Dickdarmkrebs. Dr. Heiner Boeing vom Deutschen Institut für Ernährungsforschung berichtet, dass das Risiko an Dickdarmkrebs zu erkranken durch die Erhöhung der Ballaststoffe von 15 Gramm pro Person und Tag auf 35 Gramm pro Tag um 40 Prozent gesenkt wurde.

20 Gramm mehr Ballaststoffe - 40 Prozent weniger Darmkrebs!

Durch eine ballaststoffreiche Ernährung können krebserregende Stoffe, die durch eine zu lange Verweildauer von Gallensäuren im Darm entstehen, gebunden und schneller ausgeschieden werden.

Wirkung von Ballaststoffen:

1. Vermehrung des Stuhlvolumens und Anregung der Darmtätigkeit, dadurch eine verkürzte Verweildauer krebserzeugender Stoffe im Darm.

2. Verminderung krebserzeugender Moleküle (Carcinogene)

3. Bindung von Gallensäuren und anderen Krebs auslösenden Substanzen.

4. Abbau von löslichen Ballaststoffen wie Inulin (Polyfruktose) oder Pektinen zu kurzkettigen Fettsäuren, wodurch der ph-Wert gesenkt und ein Umbau von Nahrungsbestandteilen zu krebserzeugenden Stoffen durch die Darmbakterien verhindert wird.

5. Veränderung in der Zusammensetzung der Darmbakterien, wodurch die Entstehung krebserzeugender Gallensäuren verhindert wird.
(Quelle: satt, schlank, gesund Dr. Detlef Pape - Dr. Rudolf Schwarz - Helmut Gillessen Deutscher Ärzte-Verlag Seite 107)

Da sich die Ballaststoffe hauptsächlich in den Schalen und Randschichten der Getreidekörner befinden die beim Raffinieren entfernt werden, trägt eine Ernährung mit überwiegend Weißmehlprodukten zum Mangel an Ballaststoffen bei, was wiederum das Dickdarmrisiko erhöht.
Nur 3 Scheiben Vollkornbrot versorgen den Körper mit ca. 13 Gramm Ballaststoffen. Mit regelmäßig Obst und Gemüse, einem großen Teller Salat und einigen Nüssen ließe sich die nötige Menge von 35 Gramm Ballaststoffen am Tag locker erreichen. Ballaststoffe sorgen dafür, dass die Stärke viel langsamer zu Glukose abgebaut wird als bei Auszugsmehlen. Damit kommt es zu einem langsameren Anstieg des Blutzuckerspiegels, der dann allmählich wieder absinkt. Wir fühlen uns

länger satt und essen nicht mehr, als unser Körper in diesem Moment an Nährstoffen zum Zellwachstum und zur Energieerzeugung benötigt. Anders beim Verzehr von isolierten Kohlenhydraten: Der Blutzuckerspiegel ist großen Schwankungen unterworfen. Hungerattacken sind vorprogrammiert. Die Infektionsanfälligkeit steigt.

Bereits Anfang des Jahres untersuchten Wissenschaftler ebenfalls den Anstieg der Darmkrebsrate bei jungen Erwachsenen. In ihren, in den Fachzeitschriften „Lancet Gastroenterology & Hepatology" und „Gut", veröffentlichten Studien haben auch sie sich nicht mit den Ursachen für diese Entwicklung beschäftigt. Naheliegend scheint den Experten jedoch ebenfalls die Kombination aus ungesunder Ernährung, Übergewicht und Bewegungsmangel schon in der Kindheit als Nährboden für Darmkrebs in jungen Jahren.

Verschiedene Studien haben gezeigt, dass ein hoher Fleischkonsum, Fastfood, Fertiggerichte und alle stark verarbeiteten Lebensmittel der Darmgesundheit schaden – besonders dann, wenn sie frische Lebensmittel mit Vitaminen, Antioxidantien und Ballaststoffen vom Speiseplan verdrängen.
(Quelle: https://www.focus.de/gesundheit/ratgeber/schutz-vorsorge-risiken-immer-mehr-junge-menschen-erkranken-an-darmkrebs-was-sie-jetzt-wissen-sollten_id_11122659.html)

So bekommen Sie genügend Ballaststoffe

- Bei **Getreide** möglichst immer Vollkornprodukte wählen - Vollkornmehl, Vollkornbrot, Vollkornnudeln, Getreideschrot, Getreideflocken. Weizen- und Haferkleie sind besonders ballaststoffreich und machen sich gut im Müsli.

- **Fünf Portionen (Handvoll) Gemüse oder Obst am Tag.** Kohlsorten, Himbeeren und Kiwi, ebenso Trockenfrüchte wie Aprikosen, Datteln oder Feigen enthalten viele Ballaststoffe.

- Eine Handvoll **Nüsse** täglich liefert nicht nur Ballaststoffe sondern auch Eiweiß und gute Fette.

- Auch **Pilze und Hülsenfrüchte** sollten regelmäßig auf Ihrem Speiseplan stehen.

Da Ballaststoffe quellen, ist ausreichend Flüssigkeit sehr wichtig, da es sonst statt einer guten Verdauung zu Verstopfung kommen kann. Wichtig ist, den Darm nicht von heute auf morgen mit deutlich mehr Ballaststoffen zu überfordern. Der Körper muss sich schrittweise an die veränderte Nahrung gewöhnen, die Zusammensetzung der Darmflora muss sich erst anpassen. Denn einige Darmbakterien zersetzen die unverdaulichen Bestandteile im Dickdarm zu üblen Gasen - dies kann besonders anfangs zu unangenehmem Völlegefühl oder Blähungen führen. Gründliches Kauen, viel Trinken und Bewegung helfen bei anfänglichen Verdauungsproblemen.

Zucker

Die Zuckerindustrie preist ihr Produkt als unentbehrlichen Energiespender, als Grundnahrungsmittel und harmlosen Genuss an.
Mediziner und Ernährungswissenschaftler hingegen geben dem Zucker die Mitschuld an zahllosen

ernährungsbedingten Krankheiten.
Der Zuckerkonsum lag 1825 bei 2 kg pro Person im Jahr. Heute beträgt er 36 kg.
Dabei wird nur etwa 1/3 direkt im Haushalt verbraucht, 2/3 werden versteckt aus nahezu allen Fertigprodukten aufgenommen. Praktisch jedes industriell hergestellte Nahrungsmittel enthält einen mehr oder weniger hohen Anteil von Zucker, nicht nur wegen des Geschmacks, sondern oft auch als Konservierungsmittel. In Würfelzucker gerechnet, bedeutet das, dass wir täglich etwa 30 Stück davon essen. Kein anderes "Nahrungsmittel" hat die Essgewohnheiten so drastisch zum Negativen verändert wie der Zucker.

Schäden, die durch sogenannte raffinierte Kohlenhydrate, also vor allem durch Zucker und weißes Mehl und daraus hergestellte Produkte, entstehen können, treten zum Teil erst nach 20 und mehr Jahren beim Menschen in Erscheinung. Karies, Diabetes, Herz- und Gefäßerkrankungen, Stoffwechselstörungen, Magen- und Darmbeschwerden, Fettleibigkeit, Immunschwäche und vieles mehr können die Folge der Verwendung raffinierter Kohlenhydrate sein.

Die Gefahr des Zuckers liegt nicht so sehr in seiner Vitamin- und Mineralstoffarmut, sondern wie beim weißen Mehl, in seiner Eigenschaft als Vitaminräuber.

Der Abbau von Zucker im Körper ist ohne Vitamine des B-Komplexes nicht möglich. Raffinierter Zucker enthält aber absolut keine Vitamine und Mineralstoffe mehr, wodurch der Körper gezwungen ist, auf eigene Reserven zurückzugreifen. Da die heutige Ernährungsform den Vitaminbedarf meist ohnehin nicht deckt, kommt es durch einen hohen Zuckerkonsum leicht zu einem Vitamin B-Mangel.

Isolierter Zucker und weißes Mehl, sind Stoffe, die vom Körper sehr schnell aufgenommen werden. Dadurch wird im Blut ein rapider Anstieg des Blutzuckerspiegels ausgelöst. Durch den raschen Anstieg des Blutzuckers pumpt nun die Bauchspeicheldrüse das Hormon Insulin ins Blut, das die Aufgabe hat, den Zucker in die Muskelzellen zu bringen. Durch den schnellen Anstieg des Blutzuckerspiegels wird aber zu viel Insulin abgesondert, was zur Folge hat, dass der Blutzuckerspiegel schnell unter seinen Normalwert sinkt. Folge davon sind Leistungsabfall und Heißhungeranfälle.

Sehen wir uns einmal an, was bei einer sogenannten "normalen" Ernährung in unserem Körper passiert.
Beim Frühstück, bestehend aus Kaffee oder Tee mit Zucker, weißen Brötchen bestrichen mit Marmelade, kommt es zu dem besagten Blutzuckeranstieg. Da man dadurch bald wieder Hunger bekommt, gibt es zur Brotzeit wieder Raffiniertes oder Zuckerhaltiges. So schafft man es dann bis zur Mittagspause, wo es zum Mittagessen wieder Weißmehlprodukte oder Fleisch mit Pommes und einen süßen Nachtisch gibt. Aus dem Energietief am Nachmittag holt uns dann in der Kaffeepause Kaffee mit Zucker und vielleicht ein Stück Kuchen. Das hält dann gerade so bis zum Abendessen an, an das sich dann eine Kette von Naschereien vor dem Fernseher anschließt. Gezuckerte Getränke wie Limo oder Cola runden das Ganze noch ab. Bei so einer Ernährungsweise wird der Körper ständig zwischen Über- und Unterzuckerung herumgestoßen. Die Bauchspeicheldrüse, die diese entgleiste Ernährungsform mit großen Mengen Insulin ausgleichen muss, leidet am meisten und reagiert irgendwann mit Erschöpfung. Dies macht sich dann in der eingangs schon erwähnten Altersdiabetes (Diabetes Typ II) bemerkbar.
Solche Zuckerorgien gefährden aber nicht nur unsere

Gesundheit, sondern schränken auch unsere Leistungsfähigkeit ein. Untersuchungen der Unfallhäufigkeit bei Autofahrten ergab, dass viele Unfälle eine knappe Stunde nach einer Pause passieren. Während das Auto bei einer Pause nur bestes Benzin und Motoröl bekommt, nehmen es die meisten Fahrer bei sich selber nicht so genau. Für sie gibt es nur eine minderwertige, auf Zucker oder weißem Mehl basierende Kost (Kuchen, Eis, Schokoriegel...). Etwa eine dreiviertel Stunde nach einer solchen Mahlzeit kommt der Körper dann in den Unterzuckerbereich, der zu Konzentrationsmangel und Heißhunger führt.

Ähnlich ergeht es auch Schülern, die von ihren Eltern mit Pausenbrötchen aus Weißmehl oder noch schlimmer mit Schokoriegeln versorgt werden. Für die Pause bekommen sie kurzzeitig viel Energie, um dann in den folgenden Unterrichtsstunden in ihrer Unterzuckerung dahinzudämmern.

Ein hoher Zuckerkonsum, besonders durch zuckerhaltige Getränke, kann auch das Risiko an Darmkrebs zu erkranken stark erhöhen. Vor allem ein hoher Zuckerkonsum in der Jugend ist mit einem erhöhten Risiko für Darmkrebs im Erwachsenenalter verbunden.

St. Louis/Missouri – Wer im Erwachsenenalter täglich 2 oder mehr zuckerhaltige Süßgetränke konsumiert, hat einer prospektiven Beobachtungsstudie in Gut (2021; *DOI: 10.1136/gutjnl-2020-323450*) zufolge, ein mehr als 2-fach erhöhtes Risiko, vor dem 50. Lebensjahr an Darmkrebs zu erkranken. Häufige Süßgetränke im Teenageralter könnten das Risiko sogar verdreifachen.

Die Zahl der Darmkrebserkrankungen vor dem 50. Lebensjahr ist in den letzten Jahren deutlich angestiegen. Besonders dramatisch ist die Situation in den USA. Nach ersten Schätzungen wird der Geburtsjahrgang 1990 doppelt so häufig an einem frühen Darmkrebs erkranken wie der Jahrgang 1950. Beim Rektumkarzinom könnten sich die Zahlen sogar vervierfachen.

Genetische Ursachen, die normalerweise für frühe Krebserkrankungen verantwortlich gemacht werden, scheiden bei einer derartigen Zunahme als Erklärung aus. Es muss andere Gründe geben. Da jegliche Nahrungsmittel den Darm passieren, ist es plausibel die Ursachen in der Ernährung zu suchen.

Zu den wichtigsten Veränderungen der Ernährungsgewohnheiten der letzten Jahrzehnte gehört der vermehrte Konsum von Süßgetränken. Diese werden bereits für die Zunahme der Adipositas verantwortlich gemacht. Eine Adipositas gehört zu den bekannten Risikofaktoren für eine Reihe von Krebserkrankungen, unter anderem auch von Darmkrebs.

(Quelle: https://www.aerzteblatt.de/nachrichten/123684/Studie-Zuckerhaltige-Getraenke-koennten-Risiko-auf-fruehen-Darmkrebs-erhoehen)

Auch hier können wir wieder sehen, dass sich das Krebsrisiko stark erhöht, je früher man sich falsch ernährt. Die Menschen, die 1950 geboren wurden und noch ohne Fastfood und mit wenig Zucker aufwuchsen, haben ein deutlich geringeres Risiko an Darmkrebs zu erkranken.

Tierische Produkte

„Fleisch ist ein Stück Lebenskraft". Diesen Slogan hat wahrscheinlich jeder schon einmal gehört.

Im Oktober 2015 hat die WHO in einer Mitteilung verarbeitetes Fleisch als krebserregend und rotes Fleisch als wahrscheinlich krebserregend für den Menschen eingestuft. Diese Meldung wurde nicht annähernd so schnell verbreitet, wie der oben genannte Werbespruch, viele Menschen haben davon wahrscheinlich noch nie etwas gehört. Die Forscher gehen davon aus, dass sich bei einem täglichen Verzehr von 50 Gramm verarbeitetem Fleisch das Darmkrebsrisiko um 18 Prozent erhöht. Mit erhöhtem Konsum erhöht sich auch das Risiko. Laut dem Expertenteam werden weltweit etwa 34.000 Todesfälle pro Jahr durch den Verzehr einer hohen Menge an verarbeitetem Fleisch verursacht. Im Durchschnitt essen die Deutschen heute etwa viermal so viel Fleisch wie vor 150 Jahren.

Zahlreiche Krankheitsbilder werden durch hohen Fleischkonsum mit verursacht oder verschlimmert:

- Darmkrebs.
- Diabetes.
- Herz-Kreislauf-Erkrankungen, etwa die Koronare Herzerkrankung (KHK)
- Niereninsuffizienz.
- chronische Entzündungen.
- Arthrose.
- Rheuma.

Fettsäuren in rotem Fleisch schaden dem Gehirn

Gesättigte Fettsäuren in rotem Fleisch? Diese kritisiert eine weitere Studie, die 2012 von Wissenschaftlern des Brigham and Women's Hospital durchgeführt wurde. Dabei kam nämlich heraus, dass gesättigte Fettsäuren sowie Transfettsäuren negativ auf das Gehirn wirken. Vor allem gesättigte Fettsäuren aus tierischen Produkten wie Butter und Fleisch, die über die Ernährung aufgenommen wurden, sorgten bei mehr als 6.000 Seniorinnen dafür, dass die kognitive Leistung sank und das Erinnerungsvermögen immer schwächer wurde. Ungesättigte Fettsäuren, wie sie in Pflanzenöl oder Fisch zu finden sind, wurden allerdings mit einer besseren Hirnleistung in Verbindung gebracht.

Verarbeitete Fleischwaren mit frühem Tod verbunden

Die aktuellste Studie, an der unter anderem Wissenschaftler der Züricher Universität beteiligt waren, bestätigt den Zusammenhang zwischen dem häufigen Konsum verarbeiteter Fleischwaren und einem erhöhten Sterberisiko, meistens durch Herz-Kreislauf-Erkrankungen oder Krebs. Dabei wurden bereits im Vorfeld der Studie diejenigen Teilnehmer ausgeschlossen, die bereits an Krebs litten oder eine kardiovaskuläre Krankheitsgeschichte hatten. Außerdem setzten die Forscher bei jedem Studienteilnehmer vollständige Informationen über Ernährung, Rauchverhalten, BMI und Bewegungsgrad voraus.

Während der Follow-up-Periode, die mehrere Jahre andauerte, konnten die Forscher mehr als 26.000 Todesfälle beobachten, von denen die meisten auf Herz-Kreislauf-Erkrankungen, Krebs sowie im geringeren Maße auf Erkrankungen der Atemwege und des

Verdauungstraktes zurückzuführen waren. Schlussendlich war das Sterberisiko bei denjenigen, die mehr als 40 Gramm verarbeitetes Fleisch täglich verzehrten, besonders hoch. Auch rotes Fleisch wurde durch die Studie in geringerem Maße mit einer höheren Sterblichkeit in Verbindung gebracht.

Ähnlich wie bei den früheren Studien gingen die Züricher Forscher davon aus, dass der Verarbeitungsprozess (Pökeln, Räuchern u. ä.) und die dadurch entstehenden Giftstoffe den Körper am meisten belasten. Hinzu kommt der hohe Anteil an gesättigten Fettsäuren, der auch das etwas höhere Risiko durch den Verzehr von unverarbeitetem rotem Fleisch erklärt.

https://www.cogap.de/wissen/studien-zum-fleischkonsum/

Durch die nicht artgerechte Fütterung, durch die tierquälerische Massentierhaltung und durch brutale Schlachtmethoden fügen wir den Tieren sehr viel Leid zu. Dieses Leid kommt aber auf Umwegen zu uns zurück. Wenn Sie regelmäßig Eier, Milch, Käse oder Fleisch von gequälten und falsch ernährten Tieren essen, kann das dazu führen, dass Sie am Ende eines zu kurzen Lebens noch mehr leiden müssen als diese Tiere.
David Servan-Schreiber schreibt in seinem Anti Krebs Buch, dass wir unsere Ernährung gar nicht so radikal ändern müssten. Wenn wir die Tiere, deren Eier, Milch, Käse und Fleisch wir verzehren, wieder artgerecht füttern würden, hätte allein das schon enorme positive Auswirkungen auf unsere Gesundheit.

Fazit Ernährung

„Jedes mal, wenn Sie etwas essen, tun Sie etwas für Ihre Gesundheit, für Ihre Fitness, für Ihre Figur – oder dagegen."

Gesunde Ernährung ist kein großes Geheimnis, täglich mehrere Portionen frisches Obst, Salat und Gemüse, Verwendung von Vollkorn und Vollkornprodukten statt raffiniertem Mehl und die Vermeidung von raffiniertem Zucker. Wenn sie dann noch den Verzehr von Fleisch und tierischen Nahrungsmitteln einschränken, wird ihr Körper mit allen wichtigen Stoffen versorgt. Ihr Immunsystem wird gestärkt werden und vorhandenes Übergewicht wird abgebaut. Wenn es um das Thema Ernährung geht, kommt oft das Argument: „gesunde Ernährung ist zu teuer". Wenn Sie Obst und Gemüse im Bioladen kaufen, anstatt im Supermarkt, dann haben Sie hochwertigere Lebensmittel, die allerdings auch mehr kosten. Es gibt aber eine Möglichkeit, wie Sie noch gesündere Lebensmittel bekommen, die überhaupt nichts kosten. Denn auch das Obst und Gemüse aus dem Bioladen hat gewisse Transportwege und Lagerzeiten hinter sich, was sich negativ auf den Vitalstoffgehalt auswirken kann. Die Natur versorgt uns, vor allem in den Sommermonaten, mit den hochwertigsten Lebensmitteln. Wenn Sie Himbeeren, Blaubeeren oder Brombeeren im Wald sammeln, bekommen Sie die gesündesten Früchte, die so frisch sind, dass die Enzyme noch aktiv sind. Auch Wildgemüse, wie Bärlauch, Löwenzahn, Vogelmiere, Giersch und viele andere können Sie in der Natur sammeln. Oft findet man an Wegrändern auch Obstbäume, die von niemandem abgeerntet werden. All diese wildwachsenden Früchte aus der Natur werden nicht gedüngt oder mit Pflanzenschutzmitteln behandelt. Alles was Sie diese Früchte kosten, ist die Zeit, die man braucht, um sie zu sammeln. Aber sogar diese Zeit hat noch positive Auswirkungen auf Ihre Gesundheit. Wenn Sie z. B. Beeren im Wald sammeln, werden Sie merken, dass das eine sehr stressreduzierende und beruhigende Wirkung hat. Man kann dabei das Zeitgefühl völlig verlieren. **Ein Tipp: wenn Sie Ihr Handy zu Hause lassen, ist die stressreduzierende Wirkung noch besser.** Leider muss ich immer öfter feststellen, dass viele Menschen Angst davor haben, wildwachsendes Obst aus der Natur zu essen. Manche haben sich schon so weit von der Natur entfernt, dass sie regelrecht Angst vor der Natur haben. Leider glauben immer mehr Menschen, dass ein Nahrungsmittel umso besser ist, je künstlicher und stärker verarbeitet es ist.

Dr. med. M. O. Brucker sagte:

„Es ist ein tragisches Kapitel menschlicher Geschichte, dass der Mensch sich so weit hat beeinflussen lassen, dass er der Nahrung um so mehr traut, je unnatürlicher und künstlicher sie ist, und dass er sich das Misstrauen zu allen Lebensmitteln, wie die Mutter Natur sie uns beschert, so fest hat einpflanzen lassen, dass er eher zugrunde geht, als diese Haltung aufzugeben. Dass er dieses Misstrauen zur Schöpfung selbst nicht als Unrecht und widersinnig empfindet, ist ein Zeichen dafür, wie weit er sich durch ständige Fehlinformationen seinen Instinkt hat nehmen lassen." (Quelle: Der Gesundheitsberater März 2014)

Die Natur versorgt uns seit Millionen von Jahren mit allen Stoffen, die wir brauchen, um gesund und leistungsfähig zu bleiben. Mit natürlichen Lebensmitteln hat sie das Überleben der Menschheit gesichert. Die Werbung der Nahrungsmittelindustrie verspricht uns mit immer stärker verarbeiteten und weiter entwickelten Nahrungsmitteln, dass uns ihre Produkte schlank, fit und gesund machen. Dieser Industriezweig existiert seit etwas über 100 Jahren und genau in diesem Zeitraum hat sich die Zahl der übergewichtigen und kranken Personen dramatisch erhöht. Fertigprodukte, die nur in der Mikrowelle erhitzt werden müssen, sind meistens billig, erfordern keine großen Kochkünste und ersparen uns eine Menge Zeit. Aber diese Zeitersparnis müssen wir durch einen Verlust an Lebensenergie und Gesundheit teuer bezahlen. Wir haben in gewisser Weise unsere Gesundheit gegen eine bequeme Lebensweise eingetauscht. Wenn Sie wirklich bis ins hohe Alter fit und gesund bleiben wollen, dann vertrauen Sie lieber auf den Lebensmittellieferanten mit der längeren Erfahrung – auf die Natur.

Bewegung

„Fürchte dich nicht langsam zu gehen, fürchte dich nur stehen zu bleiben."
(Chinesische Weisheit)

Der Umsatz von Anti-Aging Mitteln ist in den letzten Jahren gewaltig gestiegen. Der Jugendwahn in unserer Gesellschaft sorgt dafür, dass dieser Markt ständig wächst. Die meisten Mittel halten aber nicht annähernd das, was sie versprechen, sondern nützen nur dem Hersteller.
Es gibt allerdings ein Mittel, das eine äußerst positive

Wirkung auf unsere Gesundheit, unser Wohlbefinden, unser Aussehen, unsere Lebenserwartung und unsere körperliche und geistige Leistungsfähigkeit hat. **Körperliches Training ist die einzige wissenschaftlich gesicherte Maßnahme, den altersbedingten Leistungseinbußen von Herz, Kreislauf, Atmung, Stoffwechsel, Muskulatur und Nervensystem entgegenzuwirken.**

Prof. Dr. Herbert Löllgen sagt:

„Körperliche Aktivität verzögert den biologischen Alterungsprozess. Damit ist Sport das beste Anti-Aging-Programm. Kein anderes Verfahren, keine Medikamente oder Heilweisen haben eine annähernd vergleichbare Verzögerung der Alterung aufzeigen können."
Prof. Dr. Herbert Löllgen, Leiter der medizinischen Klinik Sana-Klinikum Remscheid GmbH
(Quelle: www.kybun.de/anwendungen/senioren/studien.html

Unser Körper ist für Bewegung geschaffen, heute genauso wie vor 100.000 Jahren. Genetisch ist der Mensch immer noch auf ein Leben als Sammler und Jäger programmiert. Auch in der Zivilisation ist ein gewisses Maß an körperlicher Fitness erforderlich. Unser Körper passt sich immer an das an, was von ihm verlangt wird. Wenn wir ihn nicht beanspruchen, bilden sich seine Strukturen und Funktionen zurück. Es kommt zu Anpassungsverlusten, die wir als Leistungsabfall und vorzeitige Alterserscheinungen empfinden.
In den Industrienationen verbringt der Mensch die meiste Zeit sitzend, im Auto, im Büro oder vor dem Fernseher.

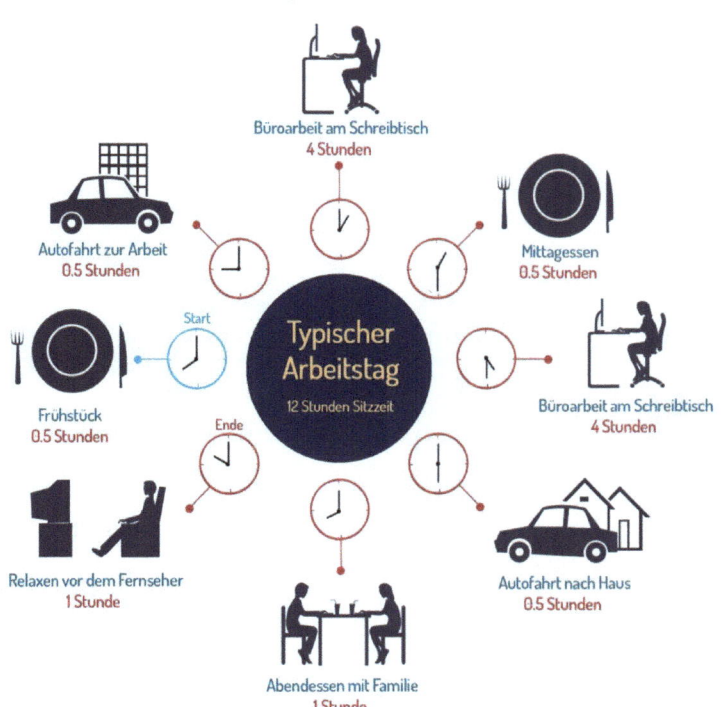

Büroarbeit am Schreibtisch
4 Stunden

Autofahrt zur Arbeit
0.5 Stunden

Mittagessen
0.5 Stunden

Start

Typischer
Arbeitstag

12 Stunden Sitzzeit

Frühstück
0.5 Stunden

Ende

Büroarbeit am Schreibtisch
4 Stunden

Relaxen vor dem Fernseher
1 Stunde

Autofahrt nach Haus
0.5 Stunden

Abendessen mit Familie
1 Stunde

(Quelle:https://www.ergotopia.de/blog/statistiken-ueber-bewegungsmangel)

Während der Mensch vor 120 Jahren noch ca. 20 Kilometer täglich zu Fuß zurücklegte, ist es heute oft nur noch ein Kilometer. Laut der Gesundheitswissenschaftlerin Hannah Frey legen Büroarbeiter im Durchschnitt nur noch **800 – 1000 Meter** am Tag zu Fuß zurück.

Das hat zur Folge, dass laut Weltgesundheitsorganisation jedes Jahr in Europa über 600.000 Menschen an Bewegungsmangel sterben. Allein in Deutschland sterben daran jährlich mehr als 65.000 Menschen. **Bewegungsmangel als Todesursache!** Eine Britische Studie mit 4.886 Teilnehmern kam zu

97

dem Ergebnis, dass Bewegungsmangel das Sterberisiko stärker erhöht als Rauchen.

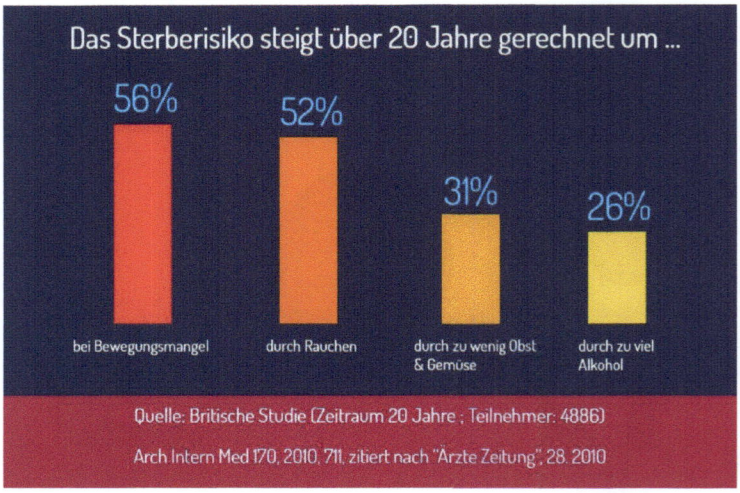

Wie dramatisch die Situation ist, zeigt ein aktueller Bericht der WHO.

Bewegungsmangel macht Millionen krank
(Bericht der WHO *Stand: 19.10.2022)*

Bewegungsmangel hat verheerende Folgen: Binnen zehn Jahren könnten deswegen fast 500 Millionen Menschen erkranken, warnte nun die Weltgesundheitsorganisation. Die Situation in Deutschland sei besonders dramatisch.

Herzkrankheiten, Fettleibigkeit, Diabetes, Depressionen, Demenz - fast 500 Millionen Menschen weltweit dürften in den Jahren 2020 bis 2030 diese und andere Krankheiten bekommen, berichtet die Weltgesundheitsorganisation WHO in ihrem "Global Status Report on Physical Activity 2022". Und zwar vor allem aus einem Grund: Weil sie sich nicht genug bewegen.

Die WHO rechnet vor: Während sich in ärmeren Ländern nur knapp über 16 Prozent der Menschen zu wenig bewegen, sind es in Ländern mit hohen Einkommen mehr als doppelt so viele. Deutschland schneidet überdurchschnittlich schlecht ab: 44 Prozent der Frauen und 40 Prozent der Männer über 18 müssten aktiver werden, so die WHO. Besonders beunruhigend sei es bei den Jugendlichen in Deutschland: 88 Prozent der Mädchen und 80 Prozent der Jungen bewegen sich zu wenig. Die Corona-Pandemie habe den Trend zur Bewegungsfaulheit noch beschleunigt, analysiert die WHO und fordert ihre Mitgliedsstaaten auf, mehr zu tun - zum Beispiel in den Städten Fahrrad- und Fußgängerwege zu verbessern. Wenn sich nichts ändere, dann werde allein die Behandlung der weltweit wegen Bewegungsmangel krank gewordenen Menschen bis 2030 etwa 300 Milliarden US-Dollar kosten. (Quelle: https://www.tagesschau.de/wissen/gesundheit/who-bewegungsmangel-101.html)

Das würde bedeuten, dass allein in Deutschland bis 2030 mindestens fünf Millionen Menschen zusätzlich an Herzkrankheiten, Fettleibigkeit, Diabetes, Depression und Demenz erkranken werden. Es ist klar, dass sich dadurch auch die Zahl der pflegebedürftigen Menschen stark erhöhen wird, aber nicht auf Grund ihres Lebensalters, sondern weil sie sich zu wenig bewegen. Wahrscheinlich werden wieder viele Diskussionen darüber geführt werden, wie man genügend Pflegekräfte bekommt und wie das finanziert werden kann, anstatt die Menschen zu mehr Bewegung zu motivieren.
Bewegung ist uns   von Natur aus auferlegt und

unerlässlich. In richtiger Form angewandt bildet sie den täglichen Beitrag zum körperlichen und geistig-seelischen Gleichgewicht.

Die Entscheidung für oder gegen Bewegung ist vergleichbar mit der Entscheidung, ob wir essen oder nicht essen, trinken oder nicht trinken, atmen oder nicht atmen. Wenn wir z. B. dem Trinkbedürfnis nicht nachgeben, spüren wir sehr schnell die negativen Konsequenzen und wissen, dass uns dieses Verhalten umbringen kann. Wenn wir dem Bewegungsdrang unseres Körpers nicht nachgeben, können wir genauso sicher davon ausgehen, dass wir davon bewegungsunfähig und krank werden und letztlich daran zugrunde gehen. Es wird eben nur länger dauern. Dieser Zeitfaktor aber ist es, der vielen Menschen die Illusion gibt, sie könnten ohne ausreichende Bewegung durchkommen.

Mit zunehmendem Alter gewinnen durch Bewegungsmangel begünstigte Zivilisationskrankheiten und vorzeitige Alterserscheinungen immer mehr an Bedeutung. Alterungsprozesse sind zum Großteil Folgen von Bewegungsmangel. Wenn diese Alterungsprozesse Folgen von Bewegungsmangel sind, kann man diese durch Beseitigung des Bewegungsmangels auch zum großen Teil wieder ausgleichen und rückgängig machen.

Unser Körper braucht das ganze Leben lang eine bestimmte Dosis körperlicher Bewegung. Steigt das Anforderungsniveau, wird der Körper leistungsfähiger, da er sich der Herausforderung anpasst. Wird ein System aber nicht ausreichend gebraucht, nimmt dessen Leistungsfähigkeit ab. Ihr Körper wird Ihnen nicht jeden Tag die Energie für einen Marathonlauf bereitstellen, wenn Sie nur einen Kilometer am Tag gehen. Unser Körper leistet sich nicht den Luxus, ein System zu erhalten, welches von seinem Besitzer nicht gebraucht und zur Untätigkeit verdammt wird. Das beste Beispiel dafür ist ein Muskel, der durch einen Gipsverband ruhiggestellt wurde und nach der Abnahme des Gipsverbandes total erschlafft und kaum wieder zu erkennen ist.

Es gibt aber Alterserscheinungen durch Bewegungsmangel, die sich allmählich entwickeln und nicht so offensichtlich sind, wie der erschlaffte Muskel nach dem Gipsverband. Eine passive Lebensweise fördert die Alterungsvorgänge vor allem in folgenden Bereichen:

<u>Herz-Kreislauf-Leistungsfähigkeit</u>

Der Ruhepuls liegt im Normalfall etwa bei 60 bis 70 Schlägen pro Minute. Bei andauerndem Bewegungsmangel wird die Herzleistung schwächer, das heißt, das Herz muss öfter schlagen, um die nötige Menge Blut durch den Körper zu pumpen. Bei untrainierten kann dieser Wert auf über 100 Schläge pro Minute steigen. Als Faustregel für das Herz kann gelten, je höher sein Ruhepuls, desto mehr neigt sein Besitzer dazu, sein Herz zu vernachlässigen.

Durch das Nachlassen der Herzleistung wird die Durchblutung des Körpers schwächer und es droht eine zunehmende Gefäßverkalkung. Außerdem bilden sich die kleinen Blutgefäße (Kapillaren) infolge von Bewegungsmangel zurück, wodurch die Durchblutung der Muskulatur und der inneren Organe wiederum verschlechtert wird.

Das führt dazu, dass etwa ein Drittel der Todesfälle in Deutschland auf eine Herz-Kreislauferkrankung zurückzuführen sind.

Auf ein richtig dosiertes und regelmäßiges

Ausdauertraining reagiert das Herz mit einem Leistungszuwachs. Das heißt, der "Hubraum" des Herzens vergrößert sich. Dadurch kann das Herz pro Herzschlag mehr Blut durch den Körper pumpen, wodurch die Anzahl der Herzschläge ("Umdrehungszahl") deutlich verringert werden kann. Durch den niedrigeren Ruhepuls hat das Herz zwischen den einzelnen Herzschlägen mehr Zeit sich zu erholen und durch die verbesserte Fließeigenschaft des Blutes wird die Herzarbeit geringer und das Herz kann ökonomischer arbeiten. Das heißt, wir können mit einer geringeren Drehzahl eine höhere Leistung bringen.

Auch ihre Psyche passt sich diesem gelassenen und ruhigen Rhythmus des Herzens an. Mit anderen Worten: es kann sie so leicht nichts aus der Ruhe bringen.

Schon eine Pulsreduzierung von "nur" zehn Herzschlägen pro Minute wirkt sich bereits gewaltig aus.

Bei einen Unterschied von pro Minute	10 Schlägen
ergeben sich pro Stunde	600 Schläge
und pro Tag	14 400 Schläge
das macht pro Jahr	5 256 000 Schläge
an Entlastung für das Herz aus.	

Durch regelmäßiges Ausdauertraining kann die Zahl der Kapillaren auf das 30 bis 50-Fache ansteigen. Außerdem bilden sich neue Querverbindungen zwischen den Kapillaren. Dadurch wird die gesamte Durchblutung aller Gewebe und Organe um das 15 bis 20-Fache gesteigert. Das gilt besonders für die Muskulatur, für das Herz und für das Gehirn.

Das alles hat natürlich auch Auswirkungen auf den

Blutdruck, der durch regelmäßige Bewegung auf natürliche Weise gesenkt wird. Nutzen sie also Ihre Selbstheilungskräfte und laufen sie Ihrem hohen Blutdruck und den damit zusammenhängenden Risiken wie Herzinfarkt und Schlaganfall einfach davon.

Wie schädlich Bewegungsmangel für das Herz-Kreislaufsystem ist, zeigt auch eine amerikanische Studie am Cooper Institute in Dallas/Texas, die Bewegungsmangel als ähnlich schädigend für das Herz-Kreislaufsystem nachweist, wie das Rauchen.

Das Herzinfarktrisiko würde mit nur etwa 2 Stunden sportlicher Aktivität (entspricht ca. 1000 kcal) pro Woche um rund 25 Prozent sinken.

Muskulatur

Die Muskulatur des Menschen entwickelt sich bis zum Alter von etwa 20 Jahren. Ohne ausreichende Bewegung bildet sich unsere Muskulatur etwa ab dem 25. Lebensjahr langsam zurück. Zwischen dem 45. und 70. Lebensjahr reduziert sich die Muskelmasse um durchschnittlich 30 Prozent. Die fehlende Muskulatur macht sich dann hauptsächlich im Rücken und in den Gelenken bemerkbar. Die Muskulatur formt und stützt aber nicht nur unseren Körper, sondern ist auch der "Ofen", in dem die Fettzellen verbrannt werden. Mit dem Rückgang der Muskulatur verlangsamt sich der gesamte Stoffwechsel. Wenn wir also mit zunehmendem Alter genau so weiter essen, werden wir zwangsläufig an Körperfett zunehmen.

Der Grund für den Verlust der Muskulatur ist aber nicht das höhere Lebensalter, sondern es ist das Ergebnis einer jahrelangen Inaktivität. Besonders gefährlich kann diese Inaktivität für ältere Menschen werden, die durch einen

Krankenhausaufenthalt zu einer mehrwöchigen Bettruhe gezwungen sind. Für Menschen ab 70 Jahren erhöht sich mit jedem zusätzlichen Tag Bettruhe das Risiko, die Selbständigkeit zu verlieren. Viele kommen dann vom Krankenhaus direkt in ein Alten- oder Pflegeheim, weil sie sich nicht mehr selber versorgen können, aber nicht auf Grund einer Krankheit, sondern auf Grund einer zu schwachen Muskulatur. Mit einem gezielten Training könnte man sich, ohne großen Zeitaufwand, seine Muskulatur bis ins hohe Alter erhalten. Es ist mittlerweile erwiesen, dass Muskeln in jedem Alter auf ein entsprechendes Training reagieren. Bei 80-Jährigen natürlich nicht im gleichen Maße wie bei 30-Jährigen, jedoch können Muskeln auch im hohen Alter durch gezieltes Training gestärkt werden. Das zeigte eine Studie, welche die Ärztin Maria Fiatarone im Hebrew Rehabilitation Center for the Aged in Boston durchführte. Sie ließ zehn Frauen und Männer im Alter von 87 bis 96 Jahren acht Wochen lang ein Krafttraining mit 80 Prozent ihrer Maximalleistung ausführen. Das Ergebnis war, dass die Muskulatur der Teilnehmer an den Oberschenkeln um zehn Prozent zunahm und sich ihre Kraft fast verdreifachte. Dadurch konnten sie wieder schneller gehen und waren trittsicherer, was auch eine positive Auswirkung auf ihre Stimmung hatte.

Positive Wirkungen eines regelmäßigen Krafttrainings:

- Verbesserung und Aufrechterhaltung der Muskelkraft
- Ausgleich und Prävention des altersbedingten Muskelschwundes
- Verbesserung der Stabilität des gesamten Bewegungsapparates (Knochen, Gelenke,

Sehnen, Bänder)
- Verbesserung der Qualität des Bindegewebes
- Eine bessere Körperhaltung durch Kräftigung der Wirbelsäulenmuskulatur
- Eine bessere Atmung und Sauerstoffversorgung durch Kräftigung der Atemmuskulatur (Brustmuskulatur, Bauchmuskulatur)
- Eine bessere Verdauung durch Kräftigung der Bauchmuskulatur
- Bessere Voraussetzungen für den Energiestoffwechsel, da die Muskulatur das größte Stoffwechselorgan ist
- Steigerung der Körperwahrnehmung und der Selbstwahrnehmung
- Steigerung des Selbstbewusstseins

(Quelle: Fit in der Lebensmitte S. 62)

Beweglichkeit

Durch verminderten Gebrauch bildet sich die Funktion der Gelenke zurück. Es entwickeln sich Arthrosen und eine zunehmende Unbeweglichkeit. Arthrosen großer Gelenke, wie Hüft- oder Kniegelenke, treten bei einer passiven Lebensweise häufiger auf. Man spricht fälschlicherweise von Verschleißerkrankungen, wobei nicht der Verschleiß, also eine zu starke Belastung, zur Arthrose führt, sondern eher ein Bewegungsmangel. Genau wie die Muskulatur brauchen auch die Gelenke regelmäßig Bewegung. Gelenke und Gelenkknorpel haben keine Blutgefäße. Nur durch die Bewegung der Gelenke findet eine gute Durchmischung der Gelenkflüssigkeit statt. Dabei können die notwendigen Nährstoffe zum Gelenkknorpel gelangen und

Abbauprodukte abtransportiert werden. Es bringt also überhaupt nichts, wenn man irgendwelche Muschelextrakte für seine Gelenke schluckt und dann nur bewegungslos vor dem Fernseher sitzt, da die Nährstoffe nur durch Bewegung in die Gelenke gelangen können.

Zur Aufrechterhaltung unserer Gesundheit müssen sich alle Prozesse im Körper in einer Balance befinden. Dieses Gleichgewicht ist auch im Bereich der Muskulatur extrem wichtig. Diese Tatsache wird aber immer noch stark unterschätzt und viel zu wenig berücksichtigt.

Muskeln sind überaus anpassungsfähig. Wenn wir sie regelmäßig trainieren, werden sie stärker, wenn wir sie nicht mehr trainieren, werden sie schwächer. Wenn wir regelmäßig laufen, schwimmen oder Radfahren, sind sie zu unglaublichen Ausdauerleistungen fähig. Werden sie durch eine Schiene oder Gipsverband für einige Wochen völlig ruhig gestellt, bauen sie sehr schnell ab. Diese Anpassungsfähigkeit der Muskulatur gilt aber nicht nur für die Kraft oder Ausdauer, sondern auch für die Beweglichkeit. Wenn wir unsere Gelenke nicht mehr über den vollen Bewegungsspielraum bewegen, passen sich die Muskeln diesem eingeschränkten Bewegungsmuster an und verkürzen sich mit der Zeit. Mit zunehmendem Lebensalter kommt es dann zu einer schleichenden Versteifung auf häufig nur noch 5 bis 10 Prozent der maximal möglichen Beweglichkeit, was dann als Alterserscheinung bezeichnet wird. Die Ursache dieser zunehmenden Versteifung liegt aber nicht am Lebensalter sondern an unserem bewegungsarmen, überwiegend sitzendem Lebensstil.

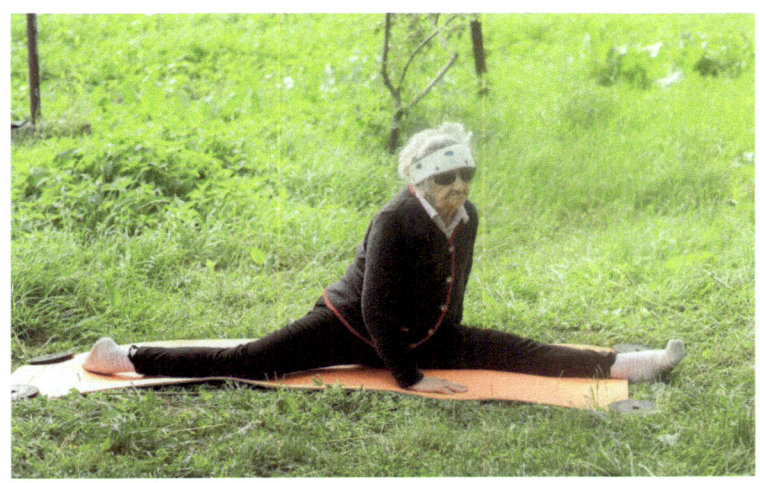

(Quelle:AdobeStock_292980540 spagat)

Wir werden nicht steifer, weil wir älter werden, wir werden steifer, weil wir bestimmte Bewegungen nicht mehr ausführen und sich unsere Muskeln diesem eingeschränkten Bewegungsmuster anpassen.

Und jetzt kommt die gute Nachricht: Man kann diese Versteifungen auch jederzeit wieder lösen und zwar unabhängig vom Alter. Man ist nicht automatisch beweglich, nur weil man jung ist, genauso, wie man nicht zwangsläufig steif ist, nur weil man alt ist.

Die besten Anleitungen, wie Sie, auch im höheren Lebensalter, Ihre Beweglichkeit verbessern und Ihre Gelenke entlasten, finden Sie bei Roland Liebscher-Bracht (www.liebscher-bracht.com). Auch auf You Tube finden Sie Videos von ihm mit sehr gut erklärten Übungen.

Maximale Sauerstoffaufnahmefähigkeit

Die maximale Sauerstoffaufnahmefähigkeit gibt an, wie viel Sauerstoff ein Mensch bei maximaler Belastung aufnehmen kann. Sie wird gemessen in Milliliter Sauerstoff pro Minute. Biologisch gesehen erreicht die maximale Sauerstoffaufnahmefähigkeit eines Menschen ihren Maximalwert etwa zwischen dem 16. und dem 19. Lebensjahr. Nach dem 30. Lebensjahr geht die maximale Sauerstoffaufnahmefähigkeit um etwa ein Prozent pro Lebensjahr zurück. Wenn man jedoch ein richtig dosiertes Ausdauertraining betreibt, kann man im Idealfall seine maximale Sauerstoffaufnahmefähigkeit verdoppeln.

Sportmedizinische Untersuchungen an Personen zwischen dem 55. und 70. Lebensjahr haben ergeben, dass die maximale Sauerstoffaufnahmefähigkeit auch in dieser Altersgruppe deutlich zu steigern ist. Man hat nach einem aeroben Ausdauertraining von vierzig Minuten dreimal pro Woche über einen Zeitraum von acht Wochen eine durchschnittliche Steigerung der maximalen Sauerstoffaufnahmefähigkeit um 18 Prozent erreichen können. (*Fit in der Lebensmitte* S. 60)

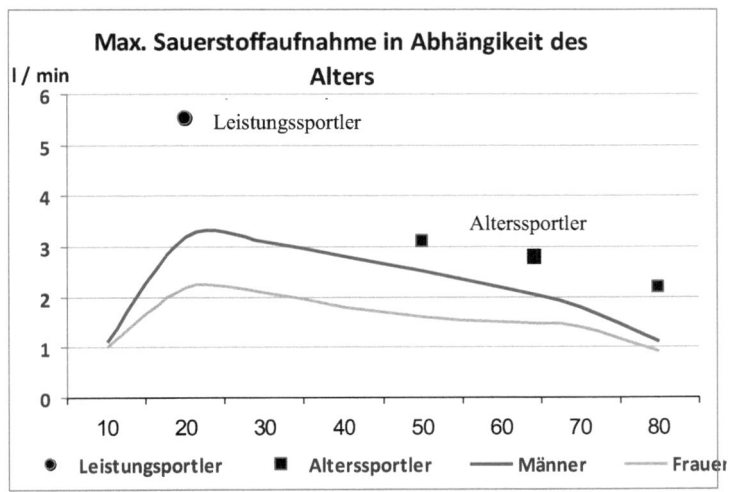

(Quelle: „Fit in der Lebensmitte" S. 57)

Knochen

Osteoporose ist eine Erkrankung, bei der die Knochen an Substanz verlieren und porös werden, wodurch sich die Gefahr von Knochenbrüchen erhöht. In Deutschland leben etwa sieben Millionen Menschen mit dieser Diagnose. Etwa 130.000 Menschen erleiden in Deutschland jährlich einen Oberschenkelhalsbruch, was dann oft zur Pflegebedürftigkeit führen kann. Die Krankheit tritt vor allem bei älteren Menschen auf und betrifft Frauen deutlich häufiger als Männer.

Bei Osteoporose wird Kalzium aus den Knochen abgebaut, deshalb lauten die meisten Empfehlungen zur Vorbeuge oder Behandlung von Osteoporose, auf eine kalziumreiche Ernährung zu achten. Da Milch viel Kalzium enthalten, wird empfohlen täglich Milch und Milchprodukte zu sich zu nehmen. Die Milchindustrie unterstützt natürlich diese Empfehlungen und gab im Jahr 2021 60 Millionen Euro für Werbung aus.

Wenn man allerdings verschiedene Länder vergleicht, dann stellt sich heraus, dass die Länder mit dem höchsten Konsum an Kuhmilch und Milchprodukten auch den höchsten Anteil an Knochenbrüchen und die höchste Osteoporose-Rate haben. Dagegen kommen Hüftfrakturen in Ländern mit einem geringen Konsum von Milchprodukten wesentlich seltener vor.

Die Universität Harvard testete 75.000 Frauen über einen Zeitraum von zwölf Jahren hinsichtlich der Wirkung von Milch auf ihre Knochen. Wie sich zeigte, verbesserte die Milch die Widerstandsfähigkeit der Knochen nicht, sondern wurde sogar mit einer Erhöhung des Risikos für Knochenbrüche in Verbindung gebracht. Mediziner erklären diese Tatsache damit, dass der Organismus aufgrund des Milchkonsums übersäuert. Der Körper muss die Säure mit Kalzium aus den Knochen neutralisieren - das Resultat ist Osteoporose.
(Quelle: https://rp-online.de/leben/gesundheit/ernaehrung/wie-milch-krank-macht_aid-12674939)

Unsere typische westliche Ernährung mit viel Fleisch und Milchprodukten, mit viel Weißmehl und Zucker führt zur Übersäuerung des Körpers. Für einen optimalen Stoffwechsel benötigt der Körper ein ausgewogenes Säure-Basen-Verhältnis. Um die überschüssigen Säuren zu neutralisieren, löst er basische Kalziumsalze aus den Knochen. Auf Dauer führt der Verlust von Kalzium zu einer Schwächung der Knochen.

Milch hat zwar einen hohen Kalziumgehalt, die Kalziumaufnahme im Körper beträgt aber nur etwa 30 Prozent, da das Phosphor und Milcheiweiß das Kalzium bindet und daher weitgehend inaktiv für die Knochen macht. Die bessere Alternative sind deshalb pflanzliche Lebensmittel. Brokkoli, Grünkohl, Rucola, Spinat, Petersilie, Brennnessel, Mandeln, Feigen und Haselnüsse sind gute Kalziumlieferanten, bei denen die Aufnahme im Körper sogar zwischen 40 und 60 Prozent liegt. Außerdem sind diese pflanzlichen Lebensmittel basisch und es kommt dadurch zu keiner Übersäuerung im Körper.

Damit das mit der Nahrung aufgenommene Kalzium vom Körper resorbiert und in die Knochen eingelagert werden kann, benötigt der Körper Vitamin D. Im Gegensatz zu anderen Vitaminen, die wir mit der Nahrung aufnehmen müssen, kann der Körper Vitamin D mit Hilfe des Sonnenlichts selber in der Haut produzieren. Ideal wären täglich 20 - 30 Minuten Sonne auf Gesicht, Armen und Beinen. Den meisten Menschen ist der gesundheitliche Wert der Sonnenstrahlen zu wenig bewusst. Durch Panikmache in den Medien und ständigen Warnungen von Hautärzten vor den Gefahren der Sonne, haben viele Menschen mittlerweile richtig Angst davor, auch nur kurz Sonnenstrahlen auf ihre Haut zu lassen. Wenn sie es doch tun, dann verwenden sie Sonnenschutzmittel mit sehr hohem Lichtschutzfaktor, wodurch die Vitamin D Produktion in der Haut stark reduziert oder sogar verhindert wird. Das führt dazu, dass in Deutschland etwa 80 Prozent der Bevölkerung einen zu niedrigen Vitamin-D-Spiegel im Blut aufweisen. Von Oktober bis März sind in unseren Breiten selbst zur Mittagszeit die Einfallswinkel der Sonnenstrahlen zu flach, um eine nennenswerte Vitamin D-Produktion zu stimulieren. Daher ist es empfehlenswert, in dieser Zeit Vitamin D als Nahrungsergänzung zu nehmen. Für die Knochengesundheit wäre, ohne Eigenproduktion, eine Einnahme von 2500 IE pro Tag nötig.

Aber auch wenn Sie sich optimal ernähren, wenn Ihr Körper ausreichend mit Kalzium und Vitamin D versorgt ist, wenn Sie auf eine basische Ernährung achten, wenn Sie nicht rauchen und kaum Alkohol trinken, wird Ihr Körper keine starken Knochen entwickeln, wenn Sie einen Punkt nicht beachten.

Der wichtigste Faktor zum Aufbau und Erhalt der Knochensubstanz ist regelmäßige körperliche Aktivität.
Warum sollte Ihr Körper sich die Mühe machen und starke Knochen bilden, wenn Sie die meiste Zeit nur sitzen? Unser Körper erhält keine Struktur, die nicht benützt wird und zum Sitzen braucht man keine stabilen Knochen. Genauso, wie sich Muskeln ohne regelmäßiges Training abbauen, verlieren auch die Knochen ihre Stabilität, wenn sie nicht regelmäßig belastet werden. Das zeigt sich sehr deutlich bei Astronauten, deren Knochenstruktur nach einem längeren Aufenthalt im Weltraum stark abbaut. Die Schwerelosigkeit im All bedeutet für den Körper eine noch drastischere Inaktivität als Bettruhe, da das Körpergewicht keine Belastung mehr auf die Knochen ausübt. Obwohl die Astronauten auch im Weltall täglich trainieren, können sie bis zu 1,5 Prozent ihrer Knochenmasse pro Monat verlieren. Ein Osteoporose-Patient auf der Erde verliert bis zu sechs Prozent Knochenmasse im Jahr. Die Ernährung der Astronauten ist kalziumreich und enthält viel Vitamin D, sie ist so zusammengestellt, dass die Astronauten mit allen nötigen Nährstoffen versorgt werden und es zu keinen Mangelerscheinungen kommt. Dass sie trotzdem so viel Knochenmasse verlieren, zeigt, dass die regelmäßige körperliche Aktivität der wichtigste Faktor ist, um die Knochenstabilität zu erhalten.

Nur wenn regelmäßig Muskelkontraktionen und Schwerkraft auf die Knochen einwirken, entstehen Reize, die dem Abbau entgegenwirken und den Knochenaufbau stimulieren. Laut sportmedizinischen Studien ist eine Kombination aus Kraft-, Ausdauer- und Koordinationstraining am effektivsten. Um einen Trainingsreiz in den Knochen zu bewirken, müssen Druck- und Zugkräfte auf die Knochen ausgeübt werden. Ein Training mit vielen unterschiedlichen Bewegungsabläufen und kurzen intensiven Belastungen ist ideal. Regelmäßiges Krafttraining an Geräten sollte zum Trainingsprogramm gehören, da dadurch auch dem Abbau der Muskulatur entgegengewirkt wird. Sportarten wie Schwimmen oder Radfahren haben auf die Knochen keinen so starken Trainingseffekt. Grundsätzlich gilt aber, jede Form von Bewegung ist besser als keine Bewegung. Ab und zu nur ein kleiner Spaziergang wird allerdings nicht ausreichen, um sich stabile Knochen zu erhalten.

Die durch Training gewonnene Knochensubstanz geht allerdings bei einem Abbruch des regelmäßigen Trainings auch sehr schnell wieder verloren.

Der Grundstein für gesunde Knochen wird bereits in der Kindheit und Jugend gelegt. Sportlich aktive Kinder und Jugendliche entwickeln etwa fünf bis zehn Prozent mehr Knochenmasse, als Jugendliche mit wenig Bewegung. Durch diesen Vorsprung an Knochensubstanz verringert sich das Risiko, im Alter an Osteoporose zu erkranken, erheblich.

Aber gerade bei den Jugendlichen ist seit Jahren ein ständiger Rückgang der Bewegung zu beobachten. Durch die Maßnahmen in der Corona-Pandemie wurde diese Entwicklung noch verstärkt. Homeschooling, kein Sportunterricht, geschlossene Sportvereine und sogar abgesperrte Spielplätze führten dazu, dass sich heute 44

Prozent der Kinder weniger bewegen als vor der Pandemie, bei den 10- bis 12-jährigen sind es sogar 57 Prozent. Etwa 40 Prozent der Kinder trieben während der Corona-Pandemie überhaupt keinen Sport. Laut einer Meldung der WHO vom Oktober 2022 bewegen sich in Deutschland 88 Prozent der Mädchen und 80 Prozent der Jungen, im Alter von 11 bis 17 Jahren, zu wenig. In diesem Alter ist regelmäßige körperliche Aktivität aber unbedingt nötig, damit Knochen und Muskulatur sich optimal entwickeln. Wenn in dieser wichtigen Entwicklungsphase die Bewegung drei Jahre lang stark eingeschränkt wird oder sogar ganz entfällt, können diese Kinder das wahrscheinlich ihr ganzes Leben lang nicht mehr aufholen. Dadurch, dass die Knochen sich nicht optimal entwickeln, erhöht sich das Risiko früher an Osteoporose zu erkranken.

Tipps für starke Knochen:
- das ganze Leben lang körperlich aktiv bleiben
- Zucker- und Weißmehlprodukte meiden
- tierische Produkte meiden
- Kalziumaufnahme aus Brokkoli, Grünkohl, Rucola, Spinat, Petersilie, Brennnessel, Mandeln, Feigen und Haselnüsse
- regelmäßig in die Sonne gehen
- nicht rauchen und Alkoholkonsum reduzieren.

Gehirn

Sport hat aber darüber hinaus noch eine äußerst positive Wirkung auf einen Bereich unseres Körpers, dem im Zusammenhang mit Sport und Bewegung bisher nur wenig Aufmerksamkeit geschenkt wurde. Noch bis in die 80er Jahre war in neurologischen Lehrbüchern zu lesen, dass keine Form muskulärer Beanspruchung die Gehirndurchblutung beeinflussen könnte. Vom Max-Plank-Institut für Gehirnforschung in Köln wurde das regionale Gehirndurchblutungsverhalten bei Fahrradergometerarbeit untersucht. Schon bei einer Belastungsstufe von 25 Watt, das entspricht ganz langsamen Spazierengehen, zeigte sich in allen untersuchten Gehirnabschnitten eine deutliche Durchblutungssteigerung von 10 bis 20 Prozent über den Ruheausgangswert hinaus. Erhöhte man die Belastungsintensität auf 100 Watt, nahm die Durchblutung auf 15 bis 30 Prozent über den Ruhewert zu. Diese gesteigerte Gehirndurchblutung bewirkt eine erhöhte Wachheit und Gedankenklarheit, so wie eine verbesserte Konzentrationsfähigkeit und Gedächtnisleistung.

Eine der größten Überraschungen in der heutigen Nervenheilkunde war 1998 die erstmalige Beobachtung, dass Nervenzellen im Gehirn neu entstehen können. Bis dahin war man der Auffassung, dass das Gehirn ein Leben lang mit ein und denselben Nervenzellen auskommen müsste. In den vergangenen Jahren konnte auch die volle Funktionsfähigkeit dieser neuen Nervenzellen nachgewiesen werden. Auch hier wieder die auf den ersten Blick erstaunliche Feststellung: Der stärkste Anreiz zur Neubildung von Nervenzellen im Gehirn ist **körperliche Bewegung.**

Auch im Gehirn von Erwachsenen können täglich mehrere tausend neue Nervenzellen gebildet werden (Neurogenese).

Das Gehirn profitiert offenbar schon von regelmäßigem Spazierengehen. Amerikanische Wissenschaftler untersuchten bei 299 Senioren mit einem Durchschnittsalter von 78 Jahren den möglichen

Zusammenhang zwischen körperlicher Aktivität, Hirnschwund und geistiger Beeinträchtigung. Nach neun Jahren wiesen Senioren, die sich viel bewegten, mehr Hirnmasse auf, als solche mit geringer körperlicher Aktivität. Der beste Effekt zeigte sich bei einer wöchentlichen Strecke von mindestens 10 bis 12 Kilometern. Die regelmäßigen Spaziergänger profitierten dabei auch hinsichtlich ihrer geistigen Fitness: nach 13 Jahren war die Rate an geistigen Einschränkungen bei den Bewegungsmuffeln doppelt so hoch wie bei den Spaziergängern.

Zu einem ähnlichen Ergebnis kam auch eine Untersuchung auf Hawaii:
Bereits ein täglicher Spaziergang hat enorme Auswirkungen auf den Erhalt der geistigen Fähigkeiten. Eine Untersuchung mit 2257 männlichen Teilnehmern im Alter von 71 bis 93 Jahren auf Hawaii zeigte, dass ein täglicher Gang von 3 km das Risiko von Alzheimer-Krankheit und anderen Formen von Demenz um die Hälfte reduzierte.

Der entscheidende Faktor für die Neurogenese ist also eine regelmäßige körperliche Aktivität, durch sie wird die Neubildung neuer Nervenzellen im Gehirn angeregt. Diese neuen Nervenzellen verbleiben aber nur dann als funktionsfähige Neuronen im Gehirn, wenn sie durch Lernreize gefordert werden. Erfolgt dagegen keine geistige Herausforderung, sieht der Körper offenbar keinen Bedarf für die neugebildeten Neuronen und läst diese schnell wieder absterben. Körperliche Bewegung ist also Vorausstzung für die Neubildung von Neuronen und geistige Aktivität ist entscheidend für den Erhalt der neuen Nervenzellen.

Folgen von Bewegungsmangel bei Kindern

Kinder haben von Natur aus einen angeborenen Bewegungsdrang. Bewegung und ein aktiver Lebensstil sind eine der wichtigsten Voraussetzungen für eine positive körperliche und geistige Entwicklung der Kinder. In den letzten Jahren ist aber ein ständiger Rückgang der körperlichen Aktivitäten bei Kindern und Jugendlichen zu beobachten. Gründe dafür liegen in der veränderten Freizeitgestaltung unserer Gesellschaft. Vor allem der stark zunehmende Medienkonsum, zum Teil schon bei Kleinkindern, hat einen negativen Einfluss auf das Bewegungsverhalten. Das führt dazu, dass die Zahl der Kinder mit krankhaftem Übergewicht seit Jahren deutlich ansteigt. Laut Daten der Kaufmännischen Krankenkasse Hannover hat zwischen 2011 und 2021 die Zahl der adipösen 6- bis 18-jährigen Kinder und Jugendlichen um 33,5 Prozent zugenommen. Bei heutigen Kindern und Jugendlichen treten durch Bewegungsmangel und falscher Ernährung Beschwerden auf, die es früher erst bei über 50-jährigen gab. Durch Bewegungsmangel haben viele als Kinder oder Jugendliche schon Rücken- oder Gelenkprobleme.

Durch den derzeitige E-Bike-Boom wird diese Entwicklung auch noch gefördert. Zahlreiche Hersteller bieten mittlerweile E-Bikes für Kinder ab sechs Jahren an. Wenn Kinder das Fahrradfahren bereits mit Elektrounterstützung lernen, werden sie wahrscheinlich in ihrem ganzen Leben nie auf ein normales Rad umsteigen. Dadurch wird ihnen auch die Möglichkeit genommen, Freude an der eigenen Leistung zu entwickeln.

Die Gemeinschaftsinitiative ‚Fit sein macht Schule' kam bei einer Untersuchung von mehr als 20.000

Grundschulkindern zu dem Resultat, dass die körperliche Fitness seit dem Jahr 1995 bei Jungen um 20 Prozent und bei Mädchen sogar um 26 Prozent zurückgegangen ist. Die **sportlich aktiven Kinder** sind dabei nahezu **doppelt so leistungsfähig** wie die sportlich inaktiven Kinder. Untersuchungen haben außerdem ergeben, dass Bewegungsmangel neben motorischen Defiziten und Übergewicht auch zu Konzentrationsmängeln und schlechteren schulischen Leistungen in Fächern wie Deutsch oder Mathe führt.
(Quelle: https://www.move-it-sportcamps.de/bewegungsmangel-kinder-ursachen-folgen/)

Schon 2017 zeigte eine Studie Heidelberger Forscher: Kinder und Jugendliche sitzen unter der Woche mehr als 70 Prozent ihrer wachen Zeit – 10,5 Stunden an Werktagen, 7,5 Stunden an Wochenenden. Der durchschnittliche Tag eines Kindes besteht, nach Daten der LOGIK-Studie, inzwischen aus: neun Stunden Liegen, neun Stunden Sitzen, fünf Stunden Stehen, einer Stunde Bewegung – davon zwischen 15 und 20 Minuten intensiv. Die Zeit des unbeaufsichtigten Spielens, des Bewegens, ging innerhalb weniger als einer Generation um weit mehr als 50 Prozent zurück.
Vier von fünf Kindern und Jugendlichen – 80 Prozent, 80! – hierzulande bewegen sich weniger als eine Stunde pro Tag. Sie erreichen damit nicht einmal die von der Weltgesundheitsorganisation WHO vorgegebene Minimal-Anforderung von 60 Minuten täglicher körperlicher Tätigkeit. Das Sitzverhalten, gerade jenes während des Medienkonsums, sei „alarmierend", so wird es in dem Bericht konstatiert.
Im Laufe der Pandemie und der Lockdowns haben hierzulande mehr als zwei Millionen Kinder und Jugendliche den organisierten Sport verlassen. Sechs von

zehn Grundschülern sind nach Ende der vierten Klasse keine sicheren Schwimmer – wie es der Lehrplan eigentlich verlangt.

So haben die Statistiker der Krankenkasse DAK ermittelt, dass Kinder im Lockdown 139 Minuten täglich mit Computerspielen und 193 mit Social Media verbrachten – eine Steigerung um 66 Prozent im Vergleich zu vorher.

Schon zuvor zeigten etliche Studien, dass Kinder in vielen Ländern immer schwächer werden: bei den Parametern Kraft, Ausdauer, Koordination. „Alle Testreihen zeigen einen Rückgang der sportmotorischen Fähigkeiten bei Kindern und Jugendlichen in den vergangenen 20 Jahren", sagt der Altersmediziner Clemens Becker im RND-Interview. Zwei zusammenwirkende Gründe dafür: die Bewegungslosigkeit und die zunehmenden Sitz-Zeiten. „Schon ab 45 Minuten Sitzen beginnen Abbauprozesse", sagt Becker.
(Quelle:https://www.radsportrennrad.de/sportgesellschaft/bewegung smangel/)

Die Ergebnislisten der Bundesjugendspiele zeigen, dass sich die Kondition und Koordination der deutschen Kinder in den letzten Jahren deutlich verschlechtert hat. 1976 kamen zehn Jahre alte Schüler bei einem Lauf von sechs Minuten im Durchschnitt 1024 Meter weit. 1996 schafften gleichaltrige Kinder im Durchschnitt nur noch 876 Meter.
Gerade für Kinder ist Bewegung extrem wichtig für die Entwicklung ihrer Muskulatur, den Aufbau der Knochen, die Entwicklung des Gehirns und der geistigen Leistungsfähigkeit. Wenn sich Muskeln und Knochen bis zum Alter von etwa 20 Jahren nicht auf das normale Niveau entwickelt haben, ist das auch später nicht mehr

nachzuholen. Aus bewegungsarmen Kindern werden meistens auch unsportliche Erwachsene. Wenn dann im Erwachsenenalter der Abbau beginnt, werden die sogenannten Alterserscheinungen schon wesentlich früher auftreten als bei den heutigen Erwachsenen, die noch mit ausreichend Bewegung aufgewachsen sind. Ein Großteil der heutigen Kinder wird dadurch zu den Pflegebedürftigen der Zukunft werden.

Je früher man damit beginnt, sich wenig zu bewegen und sich falsch zu ernähren, umso höher wird das Risiko, im Alter pflegebedürftig zu werden.

Gerade in der Kindheit werden Grundlagen gelegt, die auch den Gesundheitszustand im Erwachsenenalter beeinflussen. Durch mehr Investitionen in die Gesundheitsförderung von Kindern würden sich langfristig die Gesundheitsausgaben für Erwachsene deutlich reduzieren.

Trotz der alarmierenden Situation hört man vom deutschen Gesundheitsminister nichts zu diesem Thema.

Bewegungsmangel und Gesundheit

Dänische Wissenschaftler haben nun untersucht, wie sich Bewegungsmangel auf die Gesundheit auswirkt. Sie haben gesunden, jungen, sportlich aktiven Männern die ungesunde Lebensweise des Durchschnittsdänen verordnet: auf keinen Fall mehr als 1.500 Schritte pro Tag gehen. 1.500 Schritte sind umgerechnet nur etwa 1,2 Kilometer. Die Bewegungen der Teilnehmer wurden 14 Tage lang durch Schrittzähler und Beschleunigungsmesser aufgezeichnet. Die Auswirkungen des zweiwöchigen Faulseins auf die jungen Männer war frappierend. Unter Belastung sank ihre Ausdauerleistung schon nach zwei Wochen um über sieben Prozent. Ihr Körpergewicht reduzierte sich um 1,2 Kilogramm. Was sich positiv anhört, ist aber in Wirklichkeit ein dramatischer Verlust von Muskelmasse. Der Körper der Probanden konnte Fett und Zucker wesentlich schlechter abbauen als zuvor, wodurch die Blutfett- und Blutzuckerwerte deutlich angestiegen sind. Der Körper entwickelte eine Insulinresistenz, das heißt, er benötigt wesentlich mehr Insulin, um den Blutzuckerspiegel konstant zu halten. Wir können praktisch jederzeit eine Vorstufe von Typ-II-Diabetes entwickeln: einfach durch Nichtstun.

Der Körperscanner zeigte, dass der Fettgehalt in nur zwei Wochen um sieben Prozent gestiegen ist. Vor allem im Bauchraum. Dieses Fett ist besonders gefährlich, da es im Verdacht steht, Auslöser vieler Krankheiten zu sein.

Myokine, Botenstoffe der Muskeln

Die dänischen Wissenschaftler haben entdeckt, dass die Skelettmuskeln bei körperlicher Aktivität eine Vielzahl von Botenstoffen aussenden, die einen ungeahnten Einfluss aus unsere Gesundheit haben. Jetzt ist man diesem Mechanismus auf der Spur. Das Zentrum der Erforschung dieser geheimnisvollen Botenstoffe liegt in Dänemark. In Kopenhagen wird möglicherweise gerade Medizingeschichte geschrieben. Denn hier hat die Internistin Bente Karlund Pedersen (Reichshospital Kopenhagen) einen Teil der Sprache der rätselhaften Botenstoffe der Muskeln entschlüsselt. Die Botenstoffe, die der Skelettmuskel aussendet, nennt man Myokine. Bente Pedersen sagt: *„Wenn man seine Muskeln nicht trainiert, dann produziert man auch nicht genügend*

Myokine. Beim Muskeltraining kommen Myokine aus dem Muskel und beeinflussen alle anderen Organe. Sie gehen zum Fett und verbrennen genau das Fett, das an den falschen Stellen sitzt. Sie beeinflussen die Gefäße und auch die Leber und halten sie gesund. Myokine beeinflussen sogar das Gehirn und schützen vor Demenz."

Dass körperliche Aktivität das Demenz-Risiko senkt, ist ebenfalls auf einen Botenstoff aus den Muskeln zurückzuführen. Dem sogenannte Brain Derived Neurotropic Faktor (BDNF). BDNF verhindert den Abbau und fördert den Aufbau von Nervenzellen und stimuliert die Ausbildung neuer Verbindungen zwischen den Nervenzellen, den sogenannten Synapsen. Menschen mit einer Depression oder einer Demenz-Erkrankung haben geringere BDNF-Spiegel als gesunde Probanden. Durch regelmäßige Bewegung kann man die BDNF-Produktion wieder steigern.

Fazit Bewegung

Bis vor kurzem hat man Bewegungsmangel bestenfalls noch mit einer Degeneration der Muskulatur und einer eingeschränkten Beweglichkeit in Verbindung gebracht. Mittlerweile weiß man aber, dass Bewegungsmangel Mitverursacher von sogenannten Zivilisationskrankheiten wie Herz-Kreislauf-Erkrankungen, Bluthochdruck, Diabetes Typ 2, Osteoporose, Krebs und Demenz-Erkrankung ist. Die Wissenschaft hat nachgewiesen, dass Bewegungsmangel nicht nur die Muskeln, sondern auch das Gehirn schrumpfen lässt.
Der Steinzeit-Mensch legte täglich etwa 30 bis 40 Kilometer zu Fuß zurück. Um 1900 ging der Mensch

noch etwa 20 Kilometer am Tag zu Fuß. Während es 1950 immerhin noch ca. 12 Kilometer waren, ist es heute oft nur noch ein Kilometer. Das sind noch mal 200 Meter weniger als in der oben beschriebenen dänischen Studie, die aber nur zwei Wochen dauerte. Der Mensch hat es geschafft, in einem Zeitraum von nicht einmal zwei Menschenleben, seine tägliche zu Fuß zurückgelegte Strecke, um 95 Prozent zu reduzieren. Das ist eine Veränderung in der Lebensweise, die es in dieser Form und in so kurzer Zeit noch nie zuvor in der Menschheitsgeschichte gegeben hat. Wir können nicht erwarten, dass so eine drastische Veränderung spurlos an uns vorüber geht.

Es ist aber nicht nur die zu Fuß zurückgelegte Strecke, die sich im letzten Jahrhundert drastisch verringert hat. Auch alltägliche Arbeiten, die früher teilweise große körperliche Anstrengungen erforderten, werden uns heute von allen möglichen Maschinen und elektrischen Geräten abgenommen.

Körperliche Bewegung ist aber ein ganz entscheidender Faktor für die Gesunderhaltung unseres Körpers.

Der französische Naturwissenschaftler Blaise Pascal sagte schon vor fast 400 Jahren:

„Zu unserer Natur gehört die Bewegung, die vollkommene Ruhe ist der Tod".

Das gilt sowohl für die körperliche, wie auch für die geistige Beweglichkeit. Ob wir fit und beweglich oder unsportlich und steif sind, hat nichts mit dem Alter zu tun. Junge Menschen sind nicht automatisch fit, nur weil sie jung sind und alte Menschen müssen nicht steif und träge sein, nur weil sie alt sind. Es liegt nur an uns. Falls Sie schon längere Zeit körperlich nicht mehr aktiv waren, beginnen Sie einfach mit einem kurzen Spaziergang, den Sie dann jeden Tag ein bisschen ausdehnen. Wenn Sie sportliche Aktivitäten wieder regelmäßig in ihren Alltag einbauen, werden Sie sehr schnell merken, wie sich Ihr Körpergefühl verbessert. Sie spüren von Tag zu Tag, wie sich Ihr Körper wieder leichter und beweglicher anfühlt. Viele Tätigkeiten im Alltag werden Ihnen leichter fallen und Schmerzen, die Sie vielleicht schon lange plagten, können plötzlich verschwinden. Ein sehr entscheidender Faktor ist aber, dass Sie sich **freiwillig** und **gerne** regelmäßig bewegen. Sogar in Tierversuchen konnte man nachweisen, dass Tiere, die zur Bewegung gezwungen wurden, nicht die gleichen positiven Veränderungen aufwiesen, wie Tiere, die sich freiwillig bewegten. Wenn Sie also widerwillig spazieren gehen oder unmotiviert ein Trainingsprogramm durchführen, nur weil Sie gelesen haben, dass es gut für Ihre Gesundheit ist, wird es Ihnen nicht so viel bringen, als wenn Sie genau die gleichen Tätigkeiten absolvieren, weil Sie es gerne tun und es Ihnen Spaß macht

Es können also zwei Menschen genau das gleiche machen und je nach geistiger Einstellung kann es ganz unterschiedliche Auswirkungen auf sie haben. Einen Spaziergang an einem nebeligen Novembertag kann der Eine als so bedrückend empfinden, dass vielleicht sogar eine depressive Stimmung aufkommt, während ein Anderer die Stille und die Einsamkeit in der Natur als sehr entspannend und wohltuend genießt. Beim Tennis ist es schon lange bekannt, dass es einen großen Unterschied macht, ob man spielt um zu gewinnen oder ob man spielt um nicht zu verlieren. Bei allem, was Sie für Ihre Gesundheit machen, machen Sie es nicht, weil Sie nicht krank und pflegebedürftig werden wollen, sondern machen Sie es, weil Sie gesund bleiben wollen.

Mit 40 Jahren in einer altersgerechten Wohnung leben?

Durch die Medien wird uns dauernd suggeriert, dass wir im Alter mit großen Einschränkungen rechnen müssen, bis hin zur Pflegebedürftigkeit.
Artikel in der PNP vom 04.06.2011

"Haus am besten frühzeitig altersgerecht umbauen"
In diesem Artikel wird empfohlen, das Haus oder die Wohnung schon möglichst bald, unabhängig von irgendwelchen körperlichen Einschränkungen, „altersgerecht" umzubauen. Es werden detaillierte Tipps gegeben und Fördermittel vorgeschlagen.

Natürlich soll jeder, der irgendeine Einschränkung hat, auch in einem Haus oder einer Wohnung leben, die für seine Bedürfnisse ausgestattet ist.

Wenn man aber gesund ist, sollte man nicht im Alter von 40 Jahren anfangen, seinen Wohnbereich barrierefrei und ebenerdig umzubauen. Man sollte sich lieber Gedanken darüber machen, wie man möglichst lange fit bleibt, damit man auch mit 70 oder 80 Jahren noch im Stande ist, Treppen zu steigen. Das wäre erstens wesentlich billiger, als ein sogenannter altersgerechter Umbau, und würde zudem die Lebensqualität im Alter wesentlich erhöhen.

Wenn man sich mit 50 Jahren schon alle Hindernisse aus dem Weg räumt und keine Treppen mehr steigt, dann darf man sich nicht wundern, wenn man mit 70 Jahren keine Treppen mehr steigen kann.

Mir fällt auf, dass sich in letzter Zeit immer mehr Menschen aus meinem Bekanntenkreis Badewannen mit Tür und andere Dinge einbauen lassen, die eigentlich nur sehr alte, behinderte oder pflegebedürftige Personen benötigen. Diese Menschen sind aber oft noch gar nicht so alt und körperlich auch noch richtig fit. Sie nehmen solche Umbauten vor, weil sie glauben, dass sie diese Dinge im Alter vielleicht brauchen werden. Wenn man solche Erleichterungen aber schon benützt, wenn man sie im Grunde noch gar nicht braucht, bedeutet das, dass wieder ein kleiner Teil körperlicher Aktivität verloren geht. Das kann dann im Laufe der Jahre die Wahrscheinlichkeit erhöhen, dass man diese Hilfen irgendwann wirklich braucht. Außerdem suggeriert man seinem Gehirn, dass man im Alter gebrechlich wird und auf diverse Hilfen und Erleichterungen angewiesen sein wird.

Es wäre doch wesentlich sinnvoller, sich körperlich und geistig möglichst lange fit zu halten und solche Umbauten erst dann vorzunehmen, wenn man sie auch wirklich braucht. Man kauft sich ja auch nicht mit 50 Jahren ein Hörgerät, weil man vielleicht mit 75 Jahren schlecht hören könnte.

Selbstheilungskräfte

In dem Vertrauen auf Ärzte und Medikamente haben viele Menschen inzwischen leider völlig verlernt, auf ihren Körper zu hören. Die meisten Menschen glauben, dass nur der Doktor oder Medikamente sie heilen können und unterschätzen dabei völlig die Selbstheilungskräfte ihres Körpers. Wer heilt z. B. einen Knochenbruch? Der Arzt richtet den Knochen ein und fixiert ihn für einige Zeit mit einer Schiene. Die eigentliche Heilung, das Zusammenwachsen des Knochens, macht unser Körper ganz alleine. Er baut an der gebrochenen Stelle sogar mehr Knochensubstanz auf und stärkt dadurch den Knochen. Kein Arzt der Welt könnte einen gebrochenen Knochen heilen. Was passiert bei einer Schnittwunde? Sie kleben ein Pflaster darüber, der Körper produziert neue Hautzellen und nach einigen Tagen ist die Wunde wieder geheilt.

Auch wenn Sie sich viele Jahre lang falsch ernährt, geraucht und zu viel Alkohol getrunken und sich zu wenig bewegt haben, wird Ihr Gesundheitszustand sich sofort verbessern, wenn Sie Ihre Lebensweise verändern. Sobald wir unserem Körper geben, was er braucht, um gesund zu sein und vermeiden, was ihn krank macht, werden die Selbstheilungskräfte aktiviert und zwar in jedem Alter.

Anstatt Schmerzen oder Krankheiten mit allen Mitteln zu bekämpfen und Symptome mit Medikamenten zu unterdrücken, sollten wir unserem Körper wieder mehr vertrauen, in ihn hineinhorchen und ihn fragen: Was willst du mir mit diesem Schmerz oder dieser Krankheit sagen, was habe ich in den letzten Monaten oder Jahren falsch gemacht, was sollte ich in meinem Leben ändern?

Aber es ist natürlich viel leichter, irgendwelche Medikamente zu schlucken, als über die eigene Lebensweise nachzudenken und gegebenenfalls etwas zu verändern.

Finanzielle Aspekte

Diejenigen, für die der Gewinn an Lebensqualität und Gesundheit nicht Motivation genug ist, seine Lebensgewohnheiten zu überdenken, sollten sich einmal Gedanken über die finanziellen Auswirkungen einer Pflegebedürftigkeit machen.

Wenn es um gesunde Ernährung geht, dann kommt oft das Argument: „gesunde Lebensmittel sind zu teuer". Natürlich sind Biolebensmittel teurer als industriell hergestellte Nahrungsprodukte. Wenn Sie sich 20 Jahre oder länger von solch billigen Nahrungsmitteln aus industrieller Produktion oder aus der Massentierhaltung ernähren, dann werden Sie in dieser Zeit sicher einiges sparen. Diese Sparsamkeit kann Sie aber im Alter teuer zu stehen bekommen. Viele werden das eingesparte Geld später für ärztliche Behandlungen und Medikamente wieder ausgeben müssen, ganz zu schweigen von dem Verlust an Lebensqualität. Es kann sein, dass Sie etliche Lebensjahre in Krankheit verbringen und vielleicht sogar früher Pflege benötigen.

Die Pflegeversicherung deckt aber im Pflegefall bei weitem nicht sämtliche Kosten ab. Der Eigenanteil für einen Pflegeheimplatz ist in den letzten Jahren ständig gestiegen. In Deutschland müssen Pflegeheimbewohner im Durchschnitt etwa 2.000 Euro pro Monat selber bezahlen. Bei den meisten Betroffenen wird die Rente dafür nicht ausreichen. Im Pflegefall entscheiden leider oft immer noch die finanziellen Verhältnisse darüber, wie gut jemand versorgt wird.

Jedes Jahr, das man später pflegebedürftig wird und einen Pflegeheimplatz benötigt, bedeutet eine Ersparnis von etwa 24.000 Euro.

Pflege vor dem Kollaps

Nicht erst seit der Corona-Pandemie kennen wir den Notstand in der Pflege. Corona hat die Problematik nur stärker in die Medien gebracht. Die beiden nachfolgenden Texte zeigen, dass der Pflegenotstand schon sehr lange ein Problem darstellt. Zwischen den Texten liegen mehr als 30 Jahre.

Durch die Verkürzung der Dienstzeit und den Pillenknick wird sich die Zahl der Zivildienstleistenden halbieren. Experten fürchten, dass sich der westdeutsche »Pflegenotstand« binnen kurzem zur »totalen Pflegekatastrophe« verschärft. Politiker erwägen, ein Pflichtjahr für alle jungen Deutschen einzuführen, auch für Frauen.

09.09.1990, • aus DER SPIEGEL 37/1990

Es wurde also bereits 1990 über eine mögliche Pflegekatastrophe diskutiert.

„Die Zahlen zeigen es: Wir sind bereits mitten in einer akuten Pflegekrise. Nötig ist ein radikales Umdenken in der Politik, wenn wir die Pflege vor dem Kollaps bewahren wollen", urteilt Maria Loheide, Sozialvorständin der Diakonie Deutschland. Aus ihrer Sicht benötigt es nun eine „gemeinsame gesellschaftliche und politische Anstrengung, um das Pflegesystem zu heilen".

(Quelle: https://www.haeusliche-pflege.net/loheide-wir-sind-bereits-mitten-in-einer-akuten-pflegekrise/)

Seit über 30 Jahren diskutiert die Politik über den Pflegenotstand, sämtliche Versuche, das Problem zu lösen, blieben ohne Erfolg. Im Gegenteil, trotz Pflegereform und Erhöhung der Beiträge zur gesetzlichen Pflegeversicherung sind die Probleme mittlerweile so groß wie nie zuvor. Nach über 30 Jahren Diskussion über den Pflegenotstand steht die Pflege vor dem Kollaps.

Eigentlich müssten auch irgendwann die Politiker erkennen, das durch immer höhere Pflegebeiträge und mehr Pflegepersonal das Problem nicht gelöst werden kann. Die einzige Möglichkeit, den Pflegenotstand dauerhaft zu beheben, liegt darin, die Zahl der pflegebedürftigen Menschen zu reduzieren. Das erreicht man aber nur, wenn sich der allgemeine Gesundheitszustand der Menschen verbessert. Jeden Euro, den man heute in Aufklärung und Prävention, in Ernährungsberatung und Sportprogramme investieren würde, könnte man in einigen Jahren wahrscheinlich zehnfach an den Pflegekosten wieder einsparen. Für Politiker müsste es deshalb eigentlich von großem Interesse sein, die Zahl der pflegebedürftigen Menschen möglichst gering zu halten. Erstaunlicherweise diskutieren sie aber nur darüber, wie man die Pflege der wachsenden Zahl von Pflegebedürftigen finanzieren kann. Die Politiker haben in ihrem Amtseid geschworen, dass sie ihre Kraft dem Wohle des deutschen Volkes widmen und Schaden von ihm wenden wollen. Das Wohl des deutschen Volkes wäre aber, wenn man alles versucht, um den Gesundheitszustand der Bevölkerung zu verbessern. Haben die Politiker und allen voran der Gesundheitsminister vielleicht noch nichts von den Studien gehört, die bewiesen haben, dass man mit der richtigen Lebensweise das Risiko, pflegebedürftig zu werden, deutlich verringern kann? Bereits 1994 hat die Weltgesundheitsorganisation (WHO) und der Weltverband für Sportmedizin (FIMS) die *Kölner Deklaration* verfasst. Das ist ein Schreiben, in dem dargelegt wurde, wie es auf Grund von Bewegungsmangel zu einer Zunahme sogenannter Zivilisationskrankheiten kommt. Ebenso wurden in dem Schreiben Möglichkeiten und Vorschläge erläutert, wie man mit regelmäßiger körperlicher Aktivität diesen Krankheiten entgegen wirken kann. Dieses Schreiben wurde dann 1995 von Genf aus an alle Regierungen der Erde versandt. Verantwortungsvolle Politiker sollten also die Risikofaktoren für Zivilisationskrankheiten kennen.

Sie treffen ihre Entscheidungen aber nicht nach bestem Wissen und Gewissen, sondern werden in ihren Entscheidungen von den Lobbyisten der Pharmaindustrie stark beeinflusst und teilweise sogar unter Druck gesetzt. Das folgende Interview der ZDF-Sendung "Frontal21" vom 06. Juni 2006 mit Horst Seehofer, ehemaliger Gesundheitsminister und Bundesminister für Ernährung, Landwirtschaft und Verbraucherschutz, wurde nach dem Scheitern der Positiv-Liste für Arzneimittel geführt. Es dokumentiert eindrucksvoll das Spannungsgeflecht und die Machtverhältnisse zwischen Politik und Wirtschaft. (https://www.youtube.com/watch?v=nCfyTDIIlro)

Reporterin:
„Heißt das denn, dass die Pharmalobby so stark war gegen die Politik und Sie dann zurückziehen mussten?"

Horst Seehofer:
„Ja, das ist so seit 30 Jahren bis zur Stunde, dass sinnvolle strukturelle Veränderungen auch im Sinne von mehr sozialer Marktwirtschaft im deutschen Gesundheitswesen nicht möglich sind, wegen des Widerstands der Lobbyverbände. Ich kann Ihnen nur beschreiben, dass es so ist und dass es so abläuft und zwar sehr wirksam."

Reporterin:
„Aber es kann doch nicht sein, dass die Industrie stärker ist als die Politik. Letzten Endes muss es doch heißen, die Politik muss sagen nein, so geht's nicht."

Horst Seehofer:
„Ja, ich kann Ihnen nicht widersprechen."

Zu teure oder nutzlose Medikamente müssen weiterhin von den Kassen bezahlt werden, weil es die Pharmalobby so wünscht.

Am 20. Mai 2010 sagte Horst Seehofer in der Sendung "Pelzig unterhält sich:"

„Diejenigen, die entscheiden, sind nicht gewählt, und diejenigen, die gewählt werden, haben nichts zu entscheiden. "
(Quelle: https://beruhmte-zitate.de/autoren/horst-seehofer/
https://www.youtube.com/watch?v=f1XJ9v6iV4Q)

Einer der, zur damaligen Zeit, führenden deutschen Politiker, gibt also öffentlich zu, dass die Entscheidungen der Politik sehr stark von der Pharmaindustrie beeinflusst werden.

Die Pharmaindustrie ist ein Wirtschaftszweig der, wie alle anderen auch, bestrebt ist hohe Gewinne zu erzielen und diese möglichst noch jedes Jahr zu steigern. Im Jahr 2017 wurden von den gesetzlichen Krankenversicherungen in Deutschland 37,7 Milliarden Euro für Arzneimittel ausgegeben. Im Jahr 2022 waren das 48,8 Milliarden. Die Ausgaben für Arzneimittel haben sich in einem Zeitraum von fünf Jahren um 11,1 Milliarden Euro erhöht. Es handelt sich offenbar um einen lukrativen Wachstumsmarkt.

In Deutschland haben etwa 25 Millionen Menschen einen zu hohen Blutdruck – Tendenz steigend. Der Arzneimittelverbrauch von Blutdruckmedikamenten lag 1996 bei 5,5 Milliarden Tagesdosen jährlich. Im Jahr 2020 waren es 16,7 Milliarden. Allein für Betablocker müssen die gesetzlichen Krankenkassen im Jahr 600 Millionen Euro ausgeben. Dabei heilen diese Medikamente den hohen Blutdruck nicht einmal, sie unterdrücken nur das Symptom. Blutdruckpatienten werden dadurch zu Dauerkunden für die Pharmaindustrie, oft bis zu ihrem Lebensende. Wir hören immer wieder, wie groß der medizinische Fortschritt in unserem Land ist. Aber kann man wirklich von Fortschritt sprechen, wenn der deutsche Gesundheitsminister bis zum Jahr 2035 mit einer Zunahme der an Krebs erkrankten Menschen um 25 Prozent rechnet? Ist es ein Fortschritt, wenn sich der Verbrauch von Blutdruckmedikamenten innerhalb von 24 Jahren mehr als verdreifacht? Wo ist der Fortschritt, wenn immer mehr Menschen auf Medikamente angewiesen sind und die Krankenkassen innerhalb von fünf Jahren über 11 Milliarden Euro mehr dafür ausgeben müssen? Das ist vielleicht ein Fortschritt für die Pharmaindustrie aber gleichzeitig ein Armutszeugnis für die Medizin. Ein medizinischer Fortschritt wäre es, wenn man sagen könnte, wir haben heute fünf Millionen Blutdruckpatienten weniger als vor einigen Jahren, oder wenn sich die Ausgaben für Medikamente um 10 Milliarden reduziert hätten. Stellen Sie sich einmal den Sprecher einer Autofirma vor, der Ihnen von den technischen Fortschritten in der Automobilbranche erzählt und dann erwähnt, dass sich die Zahl der Motorschäden in den letzten 10 Jahren verdoppelt hat. Erhöht das Ihr Vertrauen in diese Automarke?

Die Ursachen für hohen Blutdruck sind:
- Übergewicht
- Bewegungsmangel
- falsche Ernährung
- erhöhter Alkoholkonsum
- Rauchen
- chronischer Stress

Durch eine Veränderung der Lebensweise, mit einer konsequenten Ernährungsumstellung und regelmäßiger Bewegung könnte man bei 90 Prozent der Betroffenen den Blutdruck auf natürliche Weise und ohne Medikamente senken. Wir geben also jedes Jahr mehrere 100 Millionen Euro aus, um die Symptome zu lindern, deren Ursache man mit gesunder Ernährung und regelmäßiger Bewegung beseitigen könnte. Daran hat die Pharmaindustrie natürlich kein Interesse.

Das Ziel der Pharmaindustrie wird niemals sein, die Menschen möglichst gesund zu erhalten. Das Ziel ist, möglichst viele Menschen zu Kunden zu machen. Und Kunde der Pharmaindustrie sind Sie nur, wenn Sie krank sind. Das Schlimmste, was der Pharmaindustrie passieren könnte, wäre eine überwiegend gute gesundheitliche Verfassung der Bevölkerung. Da der Einfluss der Pharmalobby auf die Politik mittlerweile so groß ist, werden auch die Politiker nichts beschließen, was den Umsatz dieser Konzerne gefährden könnte. Der finanzielle Gewinn der Pharmaindustrie wird über die Gesundheit der Menschen gestellt.

Die Themen Bewegungsmangel, Stress, Sport, Prävention stehen weder auf der politischen noch auf der medialen Agenda – trotz ihrer Relevanz, ihres enormen gesundheitlich-gesellschaftlichen Effekts, trotz der Herz-Kreislauf-Krankheits-, Adipositas-, Depressions-, Diabetes-Wellen. Trotz des Leids, trotz der Kosten, trotz der Belastung von Familien und des Gesundheitssystems, trotz der verlorenen Lebenszeit, trotz der Einfachheit und enormen Kosteneffizienz der Gegenmaßnahmen, trotz der enormen, wissenschaftlich völlig klar nachgewiesenen positiven Effekte von Bewegung.

Für Sport, Bewegung, den gesamten Faktor Prävention

im Bildungs- und vor allem im Gesundheitssystem gilt dasselbe wie für etliche andere Bereiche: Es mangelt nicht an Geld, sondern an politischem Willen.
(Quelle:https://www.radsport-rennrad.de/sport-gesellschaft/bewegungsmangel/

Aufklärung durch Ärzte

Ich bin überzeugt, dass die meisten Ärzte Tag für Tag sehr gute Arbeit leisten und um das Wohl ihrer Patienten bemüht sind. Aber auch Ärzte müssen ihre Praxis nach wirtschaftlichen Gesichtspunkten führen. Auch Ihr Arzt hat eine Familie, ein Haus, ein Auto und Hobbys, was alles Geld kostet. Ihr Arzt verdient nichts an Ihnen, wenn Sie gesund sind. Auch wenn Ihr Arzt die Risikofaktoren für die Zivilisationskrankheiten kennt und sich die Zeit nimmt, Ihnen diese zu erklären, verdient er daran nichts. Er verdient nur dann, wenn er Sie behandeln oder Ihnen ein Medikament verschreiben kann. Die meisten Ärzte wissen zudem sehr wenig über gesunde Ernährung und den Möglichkeiten, mit denen man das Risiko pflegebedürftig zu werden reduzieren kann, da sie das nie gelernt haben. Deshalb greifen die meisten Ärzte lieber zum Rezeptblock, anstatt auf die wirklichen Probleme des Patienten einzugehen. Außerdem dauert ein Arzt-Patienten-Gespräch in Deutschland durchschnittlich 7,6 Minuten. In dieser Zeit ist keine ausführliche Beratung über Ernährung möglich.
Was die Ärzte an den Universitäten lernen, wird sehr stark durch die Pharmaindustrie mitbestimmt und deren Hauptinteresse ist, dass die Patienten mit ihren Medikamenten behandelt werden. Sie haben absolut kein Interesse daran, dass Ärzte lernen wie man Krankheiten

vorbeugen oder vermeiden kann.

Zudem werden die Ärzte von der Pharmaindustrie stark umworben, damit sie vorzugsweise die Medikamente der entsprechenden Firma verschreiben. 54 Pharmakonzerne legten 2015 erstmals offen, wie viel Geld sie an Ärzte zahlten. Innerhalb eines Jahres zahlten die Konzerne 575 Millionen Euro an 71.000 Ärzte und 620 medizinische Einrichtungen in Deutschland.

Die Schuld liegt aber nicht allein bei den Ärzten. Viele Patienten sind nicht bereit etwas an ihrer Lebensweise zu ändern und wollen deshalb auch nichts über Ernährungsumstellung hören. Sie erwarten von ihrem Arzt, dass er ihnen ein Medikament gibt, das ihre Beschwerden lindert und sie so weiter leben können wie bisher.

Information durch die Medien

Für die Medien wäre es sehr leicht, die Informationen, die sie mit diesem Buch erhalten haben, in die Wohnzimmer der Nation zu bekommen. Aber haben Sie in der Zeitung schon einmal etwas über diese Studien gelesen? Im Jahr 2015 stufte die WHO verarbeitetes Fleisch als krebserregend ein, trotzdem haben die meisten Menschen bis heute noch nichts davon gehört.

Das liegt daran, dass die sogenannte Pressefreiheit sehr stark durch die Industrie (auch die Pharmaindustrie) beeinflusst und kontrolliert wird. Vor allem die Pharmaindustrie gibt sehr viel Geld für Werbung aus. Waren es 2014 noch 949 Millionen Euro, haben sich die Ausgaben der Pharmaindustrie für Arzneimittelwerbung im Jahr 2021 auf knapp 1,7 Milliarden Euro erhöht. Das ist mehr als die Werbeausgaben für Handyverträge und

Süßwaren zusammen.

Die Medien überlegen es sich deshalb sehr genau, ob sie sich einen Werbekunden, der ihnen mehrere hunderttausend Euro im Jahr einbringen kann, durch einen Bericht vergraulen, der diesem Kunden möglicherweise nicht ins Konzept passt. Die Konzerne brauchen dabei nicht einmal Druck auf die Medien auszuüben. Dadurch, dass sie ihre Werbung ganz gezielt einsetzen, kontrollieren sie, was in den Medien veröffentlicht wird.

Die Medien werden so stark von den Sponsoren und geldgebenden Unternehmen beeinflusst, dass sogar die Weltnachrichten zu bloßen Meinungsartikeln verkommen. Bereits 1880 wurde John Swinton, der für die New York Times schrieb, mit den Worten zitiert:

„Die Aufgabe der Journalisten ist es, die Wahrheit zu unterdrücken... Wir sind Werkzeuge und Vasallen der reichen Männer hinter den Kulissen".

Dieser Eindruck besteht bis heute.

Jeder Einzelne ist ein Teil der Lösung

„Verändere Dich und Du veränderst die Welt"
(Mahatma Gandhi)

Wir können weder von den Medien, noch von der Medizin und schon gar nicht von den Politikern erwarten, dass sie endlich an die Ursache des Pflegenotstandes gehen und versuchen, die Zahl der pflegebedürftigen Menschen zu reduzieren. Es liegt an uns, an jedem Einzelnen von uns. Jeder von uns ist ein Teil des Problems und gleichzeitig ein Teil der Lösung.

Wer sich weiterhin schlecht ernährt und wenig bewegt, ist ein Teil des Problems, weil er durch seine Lebensweise das Risiko erhöht, pflegebedürftig zu werden und damit das Pflegesystem zusätzlich belastet. Aber jeder, der umdenkt, anfängt sich gesünder zu ernähren und sich regelmäßig zu bewegen, ist ein Teil der Lösung, weil sich dadurch das Risiko pflegebedürftig zu werden reduziert und das Pflegesystem entlastet wird. Jeder Einzelne, der sich für eine gesündere Lebensweise entscheidet, trägt dazu bei, das Pflegesystem zu entlasten und macht damit etwas, was die Politik in über 30 Jahren nicht geschafft hat.

Die meisten Menschen, die pflegebedürftig werden, trifft das erst in den letzten Lebensjahren. Der Grundstein dafür wird aber oft schon in den mittleren und leider auch immer mehr in den jüngeren Lebensjahren gelegt. Je früher Sie sich für eine gesündere Lebensweise entscheiden, umso besser wird Ihr Gesundheitszustand, was Ihre Lebensqualität deutlich erhöht und gleichzeitig das Pflegerisiko im Alter verringert.

Es kann Ihnen zwar niemand garantieren, dass Sie, auch mit der gesündesten Lebensweise, nicht pflegebedürftig werden, aber auch wenn man nur zwei oder drei Jahre später pflegebedürftig werden sollte, sind das gewonnene Jahre. Die Jahre in Gesundheit werden sich auf alle Fälle erhöhen. Entscheidend ist nicht, wie **alt** man wird, sondern viel mehr **wie** man alt wird.

Die Motivation für eine gesündere Lebensweise sollte jedoch nicht sein, dass Sie das Pflegesystem retten wollen. Das ist eher ein angenehmer Nebeneffekt. Die Motivation, etwas in seinem Leben zu verändern, sollte der eigene Gewinn an Lebensqualität sein. Versuchen Sie nicht, von heute auf morgen radikal alles zu verändern. Dass Sie dieses Buch bis zum Ende gelesen haben, zeigt, dass Sie bereits auf dem richtigen Weg sind. Machen Sie sich jeden Tag einige Gedanken über ihre Ernährung und schlucken Sie einfach nicht mehr alles, was uns die Nahrungsmittelindustrie auftischen will. Suchen Sie sich eine Art der Bewegung oder eine Sportart, die Ihnen auch wirklich Spaß macht, denn nur dann werden Sie sie auch regelmäßig ausüben und scheuen Sie sich nicht davor, auch in einem höheren Lebensalter noch eine neue Sportart anzufangen. Lesen Sie weitere Bücher zu den Themen Ernährung, Bewegung und gesunde Lebensweise. Das sind wichtige Informationen, von denen Sie in den Medien aber nur selten etwas hören. Je mehr Sie darüber wissen, umso mehr werden Sie in Ihrem Leben umsetzen.

Bedenken Sie immer, dass Sie nur diesen einen Körper haben, mit dem Sie bis an Ihr Lebensende auskommen müssen. In welchem Zustand dieser, sowohl in körperlicher, wie auch in geistiger Hinsicht, in 10, in 20 oder in 30 Jahren ist, entscheidet sich zu einem sehr großen Anteil mit Ihrer heutigen Lebensweise.

In diesem Sinne wünsche ich Ihnen, dass Sie für sich die richtige Entscheidung treffen.

„In einer positiven Hinwendung
zu einer anders gestalteten Zukunft
liegt der Ausblick und die Lösung"
(DR. med. M. O. Brucker)

Buchempfehlungen

Dr. med. Max Bircher-Benner: *„Ordnungsgesetze des Lebens"* Bircher-Benner Verlag

Jörg Blech: *„BEWEGUNG die Kraft, die Krankheiten besiegt und das Leben verlängert"* Fischer Verlag ISBN 978-3-10-004414-3

Dr. Ruediger Dahlke: *„Peace Food"* Gräfe und Unzer Verlag ISBN 978-3-8338-2286-5

Bruce Lipton: *„Intelligente Zellen"* Koha Verlag ISBN 978-3867283076

Dr. med. Michael Nehls: *„Die Algenöl Revolution"* Heyne Verlag ISBN 978-3453606081

Dr. med. Michael Nehls: *„Die Methusalem-Strategie"* Mental Enterprises ISBN 978-3981404838

Dr. med. Michael Nehls: *„Alzheimer ist heilbar"* Heyne Verlag ISBN 978-3-453-60435-3

Klaus Reder: *„So können Sie Demenz vergessen"* Books on Demand ISBN 978-3-84821-394-8

Klaus Reder: *„schlank – fit – gesund"* Books on Demand ISBN 978-3-73575-722-7

John Robbins: *„Gesund bleiben bis 100"* Hans-Nietsch-Verlag ISBN 978-3-86264-202-1

Dr. Hiromi Shinya: *„Jung und gesund durch ein vitales Immunsystem"* Goldmann Verlag ISBN 978-3-442-21947-6

David Servan-Schreiber: *„Das Antikrebs-Buch"* Verlag Antje Kunstmann ISBN 978-3-88897-513-4

Dipl. Ing. (bio-med) Jutta Suffner: *„Gesund sterben, das ist möglich"* Telemach-Verlag ISBN 978-3-98641-040-7